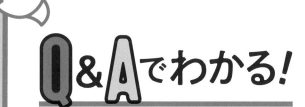

Q&Aでわかる！
介護施設の
看護実務
特養の実地指導・連携・ケア

前川静恵

中央法規

Contents

目　次

はじめに

　近年，地域包括ケアシステムが推進される中で，介護施設には「地域の拠点」「重度高齢者向けの受け入れとターミナルケアの充実」などの役割がさらに求められています。そこに勤務する看護職についても役割や業務内容が変化，拡大しています。

　しかし，いざ介護施設で看護師として勤務してみると「病院より施設は楽だと思っていたけど違っていた」「施設看護職の役割がよくわからない」「他職種との連携が難しい」「介護職員とどうやったらうまく連携がとれるのかわからない」等の意見が多く，辞めていく看護師も多くみられます。

　そこで介護施設に勤務する看護師の役割としての業務内容について長崎県の特別養護老人ホームに勤務している看護師，介護職員にアンケート調査を行いました。全員の回答は得られませんでしたが看護師74名，介護職315名から回答をいただきました。

　やはり，「看護師としての役割が明確ではない」「看護のスキルの活かし方がよくわからない」「他職員とのコミュニケーションや看護師同士の連携がうまくいかない」「医療としての感覚が強くなってしまう」など，すっきりしないまま勤務に携わっているという看護職の意見が多く，また介護職員からは看護師との連携についての思いなどが語られていました。

　そこで施設看護師としての業務内容，考え方，介護職員との連携等について，介護職員が看護師へ望んでいることなど，回答をもとに現場で働いている立場から最低限必要ではないかという項目を掲げ，それをQ&Aの形で紹介していくことにしました。

　その前にまず施設看護師の役割についてまとめてみたいと思います。

▶ 施設看護師の姿勢や考え方 ……………………………………………

　施設は介護職員が24時間対応するという意味では介護職員が主役であり，看護師は介護職員と協力しながら医療的な面からの助言者で，利用者が安全に質の高い生活を過ごしていく場であるという認識を持つことだと思います。

　つまり，利用者にとっては住み家であり，楽しく余生を過ごしていく場ということを理解することで，看護師として施設での役割を自分なりに納得できれば自然とかかわる姿勢も変わってくるのではないでしょうか。そういう意味では縁の下の力持ちとも言えます。

▶ 病院と施設の違い ···

　病院には必ず医師がいるのに対して多くの施設は医師が常駐せず，嘱託医として存在しています。そして往診の形で利用者にかかわります。そのため，施設での看護師は医師の役割を兼ね，利用者の健康状態の管理を行う重要な立場にあります。そういう意味では医師との連携は欠かせません。

　病院での看護師の役割は「診療の補助」「療養上の世話」が主になります。一方，施設での看護師の役割は「医療的視点からの介護職員への助言」「入所者の健康管理（いかに毎日の生活を元気に過ごしていただけるか）」「主治医との連携（報告，連絡，相談）」「家族との連携」等が主となります。そういう意味では「病院＝治療」「施設＝生活の場」であり，看護師の置かれている立場，目的の違いがあります。

▶ 多職種の中での看護師の役割 ·····································

　看護師には，利用者の病状の悪化や異常などいつもと違う状態の早期発見や，予測されるリスクなどの医療者としての判断，介護職員への助言あるいは協働（一緒に対応する）などの役割があります。そして状況により医師，家族，介護支援専門員，生活相談員，栄養士等々，多職種とのかかわりが重要になります。

　例えば，食事量が少ない，誤嚥があり思うように水分補給もできない等の場合，栄養士と相談し，食事形態を変えたり，とろみをつけたり，補食を考えたりし，また，医師とも相談する等，栄養補給に対して看護師は関連職種と連携を取ります。そして，その結果を介護支援専門員はケアプランに追加，または変更し，職員はプランに沿ってのかかわりをしていくことになります。

　利用者の生活に関すること，ケアプランに関すること等々，ふだんから利用者の健康管理，安全の確保において医師をはじめ生活相談員，介護支援専門員，家族など関連職種や関係者と密に連携をとることで利用者の生活を守っていく役割があります。そのため，多職種の意見交換の場である担当者会議で医療的立場からの意見は重要になります。

1 実地指導にかかわること

Q01 施設に必要な研修とその内容は？

A 身体拘束に関する研修（年2回），認知症（年2回以上）や虐待防止，事故防止，感染症，食中毒，記録，接遇，緊急時の対応，ポジショニング（褥瘡予防），誤嚥性肺炎，看取りなど年間を通して厚生労働省ガイドラインにのっとった研修をはじめ，そのときの状況に合わせて取り入れる研修があります。

［解　説］

研修の種類

▶介護職員の医学の基礎知識

　　　利用者の疾患を理解することで，予測されるリスクに対する適切なケアにつながります。利用者は何らかの疾患を持った人たちです。

　　　疾患を視野に入れたケア，介護であればこそ専門職と言えます。

▶感染症防止研修（年2回以上）

　　　感染症（食中毒，新型コロナウイルス，ノロウイルス，インフルエンザ等）に関しては「業務継続計画」の作成が令和6年4月から義務化されます。現在は努力義務になっています。

　　　感染症に関しての業務継続計画書は「介護施設・事業所における新型コロナウイルス感染症発生時の業務継続ガイドライン」および「介護施設・事業所における自然災害発生時の業務継続ガイドライン」を参照されるとよいと思います。感染予防に対してはマニュアルを作成し，職員が熟知しておくことが大切です。

▶認知症に関する研修（年2回以上），新規採用者の研修（年2回以上）

　　　認知症の方は近年ますます増加傾向にあり，認知症の方が安全に生活していくため，そして適切な対応がなされるためにも，認知症について十分に学び，知識を持つ必要があります。

　　　現在は無資格の人の介護職員もいますが，令和3年4月介護報酬改定により

無資格の介護職員は令和6年3月までに認知症介護基礎研修の受講が義務化されました。ただし、新規採用者は採用後1年間に限り義務づけを猶予し、その間に研修を受ければ問題はありません（令和6年3月31日までは努力義務）。

▶誤嚥性肺炎に関して

　高齢になると嚥下機能が低下し、障害により唾液や食物が誤って気道に入り、そのときに一緒に入った細菌が繁殖して肺炎になることが多く見られます。誤嚥しても咳き込む力が弱く、出すことができないのが、発症しやすい原因と言えます。

　そのためにも、食事のときの姿勢や、口腔ケアの必要性、食事形態についてなどの予防法をしっかりと学ぶ必要があります。

▶介護技術およびポジショニングに関すること

　手抜きによる事故防止のためには移乗、移動、体位変換などのポジショニングが褥瘡予防になります（ポジショニング＝体位変換＝体位保持）。

▶緊急時の対応、蘇生に関して

　特に夜間は介護職員だけになることがほとんどで、対応によっては助かる命も助からないということにもなってしまいます。看護師が中心になって職員全員がきちんと対応できるようになるためには研修は必須です。

▶虐待、事故防止に関する研修（年2回以上）

　事故発生防止の研修も指針に基づいた研修プログラムを作成します。

　高齢者の虐待は今なお問題であり課題の一つと言えます。自分のところは大丈夫という過信は虐待につながることになります。身体拘束はある意味では虐待に通じることにもなります。

▶看取りに関して

　施設での看取りも増えています、特に介護職員にとって不安な気持ちもあることから研修は必要です。看護師が中心になって行います。

▶記録に関して

　正確な記録、プランに沿った記録がなされているのか、などが重要な事柄です。記録は自分を守ることにもつながります。

▶接遇、マナーに関して

　事業所、施設の価値、評価が問われることになります。一人の職員の態度が悪かったら施設全体がそう思われることにもなります。

　また、言葉遣い、態度（言動）などでは虐待にもつながります。

　人とのかかわりの中ではとても大切な研修と言えます。

▶身体拘束に関する研修(年2回以上),新規採用者の研修(年2回以上)

▶災害に関する研修(年2回以上),新規採用者の研修(年2回以上)

看護師に必要な研修

　　以上,大まかな項目を挙げてみましたが,感染症や熱中症など,季節によって特に取り上げる項目があるでしょうし,職員の要望で取り入れるテーマなどもあると思います。

　　また,施設の看護師としての研修も必要になります。施設では介護職員が主体となって生活を中心としたケアを行い,自立支援を展開していきます。そうした中で,看護職は医療という視点から生活を支えます。表舞台に立つ介護職員を支える力として,施設看護師の役割をさまざまな角度から学ぶ姿勢が必要になります。

Q02 施設に必要な委員会とその役割は？

A 施設の委員会には,以下のようなものがありますが,施設によっては他の委員会もあるかと思います。

・虐待防止委員会

・事故防止委員会

・感染防止委員会

・身体拘束委員会

・褥瘡委員会

・排泄委員会

・教育委員会

・接遇委員会

・レクリエーション委員会

・給食委員会

　　委員会は毎月行い,その結果については委員が中心となって従業者に周知徹底するようにします。委員会で話し合われたことは議事録として毎月綴じておきます。また,感染等が発生しやすい時期(例えばインフルエンザ,ノロウイルス,熱中症等)は臨時で委員会を開催することもあります。

[解　説]

委員会の役割

　虐待防止，事故防止に関しては，常日頃から職員が認識するためにも委員が中心になって呼びかけることで防止につなげます。職員全員が委員にならなければならないということはありませんが，全員が何らかの委員会にかかわることで各々の意識の向上につながるのではないかと思います。

　また委員には，介護職員だけでなく，看護師，生活相談員，ケアマネジャー，委員会によっては，栄養士や事務職もかかわることで，それぞれの分野からの意見を相互に聞くことができます。

　特に施設ではケアに関する意見に偏りやすいため，看護師の医療的立場からの意見は大きな役割を果たしているとも言えます。命令口調な言葉遣いや暴言と思われる場合はその場で注意し，事例として委員会で話し合うなど，職員の意識を高める役割があると思います。

　それぞれの委員会も委員になった職員が中心になり，全職員が共有した情報のもとで知識や意識を高めていけるように指導する役割を担うことになります。

Q03 記録作成時に注意することは？

Ａ　日々の状態，変化，バイタル値はもちろんですが，食事量，飲水量，排泄（尿・便），入浴等も必ず記録が必要です。

　記録は，客観的事実と主観を分けて書きます。客観的事実を正確に記すことが記録の原則ですので，自分の考えや感情，想像や憶測などは記録しません。

　施設計画書の内容に沿ったケア内容なども記録しておきます。

[解　説]

記録漏れに注意

　まずは記録漏れがないことが大切です。食事量のチェック漏れによる低栄養，飲水量のチェック漏れによる脱水状態，排便のチェック漏れで何日もない状態が続き苦痛または重篤な状態，に陥ってしまうかもしれません。入浴に関

しても「体調不良のため清拭を行った」という記載がないと，どうして清拭をしたのか，と実地指導で問われることがあります。

　生活するうえで欠かせない項目については，記載漏れがないか確認することが必要です。記入漏れ等で空白状態だと「何も対応していなかった」ということになってしまいます。日常生活支援においては，健康保持のバロメーターにもなります。

　記録は正確に，状態は詳しく（誰が見ても内容がわかる書き方），記録漏れがないようにします。例えば，入浴予定になっていたが，「熱発」あるいは「血圧値がいつもより高い」ために入浴を中止し清拭へ変更した場合は，「どうして入浴しなかったのか」理由をきちんと書くことです。

記録は正確に

　「飲水量は毎日1200 ～ 1500mL」と記載されているのに脱水を起こした，「食事量はいつも全量」となっているのに血液検査のデータで低栄養と診断された，などということがあると，本当にこれだけの水分が飲まれていたのだろうか，正確な量が書かれていないのではないか，と主治医からも思われてしまいます。これでは正確な記録とは言えず，信用問題にもなってしまいます。

　例えば，食事に関しては，全量を10割とし，それをもとに摂取量の割合を量る，水分に関しては，味噌汁などの汁物の全量を150mLとするなどの取り決めをしておき，お茶などの水分補給の場合は目盛り付きのコップの使用や，コップに100mLのところに印をするなどで，ある程度の量がわかると思います。

　排泄に関しても，便の量の表現の取り決めをしておくと記録しやすいと思います。例えば，「ニワトリ卵大」「うずらの卵大」「こぶし大」などです。もちろん回数，性状も欠かせません。

　在宅での出来事でしたが，利用者は「毎日便は出ています」とヘルパーに伝えていました。ある夜，腹痛のため救急搬送され，開腹術のとき，大量の便が溜まっていたそうで，数日後に亡くなられたということがありました。

　排便があってもおそらく量が少なかったのでしょう。大事なことは回数だけではないということです。もちろん排尿に関しても同じです。回数も大事ですが，排尿量や，色，にごり等の性状の観察が必要です。

記録の役割

　事故報告や，苦情に関する記録は，第三者が見てもわかるように整理し，「5W2H」を意識してだらだらと書き連ねず，簡潔に書くことが必要です。また，「家族に報告した」ではなく，「長女の○○氏へ報告し，○○と言われた」というように，報告を受けた相手がわかるように書きます。

　看護師は介護職員の記録に目を通し，気づきや助言をしていくことで記録漏れを防いだり，内容によっては確認することでミスを防ぐことにもなります。

　記録についてまとめてみると，以下の役割があると言えます。

・日々状態が変わる利用者の情報を職員間で共有するため。
・ケアが適切に確実に行えているか点検を証明するため。
・事故や訴訟など，万が一の事態に証拠として備えるため。
・刻々と変化する利用者の最新状態や希望を施設ケアプランに反映するため。

　フローシートとともに，支援経過表の記録もきちんとなされていることが大切です。支援経過表については，Q13の施設サービス計画書で説明します。

業務日誌

年　　　月　　　日　　　曜日　　天気

施設長	管理者	記載者	

空床（　　　床）

特養入所者	男 名	計 名	日勤		早出		遅出	早遅	半日
	女 名	計 名							
ショートステイ利用者	男 名	計 名							
	女 名	名							
入所者			夜勤明	夜勤入	公休		有休	産休	病欠・欠勤
退所者									
外泊者			入浴者	清拭	シャワー浴	レク	普通食　　　　　　名		
						個別 / 全体	刻み　　　　　　　名		
外出者							極刻み　　　　　　名		
							ミキサー　　　　　名		
入院者			名	名	名	名 / 名	経管栄養　　　　　名		

申し送り事項	処置・その他
	担当者会議

夜勤申し送り事項

	体温計	サイン	血圧計	サイン	パルスオキシメーター	サイン	戸締り	サイン
日勤	本		個		個			
夜勤	本		個		個			

Q04 勤務表作成時に注意することは？

A 勤務表を作成するときに気をつけなければならない点は，以下のようにいくつかあります。

・常勤，兼務，職種，勤務形態，勤務時間帯が明確になっていること。
・機能訓練の担当看護師が施設看護師を兼務している場合，それが明確に記載され，かつその時間配分が記載されていること。
・特別養護施設と併設してユニット型ショートステイがある場合，施設看護師兼務の場合，それが明確に記載され，かつその時間配分が記載されていること。

［解　説］

勤務表の実例

例えば，特養の看護師が機能訓練と兼務の場合，その時間の割合によっては特養看護師の人数しだいでは特養看護師運営基準の人数に当てはまらない場合があります。

また，併設のユニット型ショートステイに常勤の看護師がいる場合も，その看護師が休みの場合のみ特養の看護師がそこにかかわる場合も，その看護師は兼務の形になり，特養の看護師の時間割合に関係します（常勤換算）。

❯勤務表の記入例

マスの1段目はその日の勤務を記入します。

2段目は勤務時間（8時間とか半日の4時間など）を記入します。

3段目は勤務が変更になった場合に赤字で記入します。例えば，日勤が休みに変更だと3段目は休み「／」，4段目は休みだから空欄または「0」になります。

また，兼務の場合は勤務場所も記入しますので，4段マスが2つになります。つまり8マスになります。

勤務表

令和　年　月

早	7:00～16:00
日	9:00～18:00
遅	10:00～19:00
夜勤	16:30～翌9:30

早半	7:00～11:00
午後半日	14:00～18:00
半日	9:00～13:00
半昼	15:00～19:00

勤務形態

1	常勤専従
2	常勤兼務
3	非常勤専従
4	非常勤兼務

職種

1	施設長	5	介護福祉士
2	看護師	6	介護職員
3	介護支援専門員	7	機能訓練
4	相談員	8	ショートユニット

氏名	形態	職種	1 火	2 水	3 木	4 金	5 土	6 日	7 月	8 火	9 水	10 木	11 金	12 土	13 日	14 月	15 火	16 水	17 木	18 金	19 土	20 日	21 月	22 火	23 水	24 木	25 金	26 土	27 日	28 月	時間	公休	有休
	1	1	日8	日8 /0	日8	日8	日8																									9	
	2	2	日5	日5	日5	日5	日5																									9	
		7	日3	日3	日3	日3	日3																									9	
	2	2	日5	日5	日5	日5	日5																									9	
		8	日8	日8	/ 0	/ 0	/ 0																										
	1	3	日8	日8	/ 0	日8	日8																									9	
	1	4	日8	日8	日8	日8	日8 ○																									9	
	1	5	/	日8	日8	日8	日8																									9	
	1	6	日8	日8	日8	日8	日8																										

Q05 災害に備えて準備しておくことは？

(A) 看護師の役割として，非常時には「利用者の安全が第一」を念頭に，「災害発生時に起こりえることは？」「どう行動する？」「何が必要？」などマニュアルに沿った対応がうまくできることです。

そのためにもふだんから災害時の利用者誘導，避難場所の確認，避難手段等，職員が災害対策について認識を共有することが大切です。

［解　説］

研修，訓練とマニュアル作成

厚生労働省により「自然災害発生時における業務継続計画」が令和6年4月から義務化されます（令和6年3月31日までは努力義務）。

災害に関する研修は，災害（水害，風害，土砂，地震，火災）発生前（もし起こったらという前準備）の対策，発生したときの初動動作，発生後に業務をいかに早く平常に戻すかの対応策等について，シミュレーションや確認が必要です。例えば，消防訓練は毎月部分訓練にし，「避難訓練」「通報訓練」「避難経路」などというように分けて研修をすることで，そのとき夜勤などで休みの職員も何かにかかわることができます。

また，年2回の訓練においても日中の訓練だけでなく，夜間時の訓練も必要になります。

非常災害時対応マニュアル（対応計画）を作成し，訓練の記録，研修の計画，通報連絡体制を整備しておく必要があります。防災訓練は年2回以上，災害避難訓練は地域と連携して行います。

環境整備

施設として整備しなければならないものがあります。
・非常災害に対しての具体的計画（消防，風水害，地震の災害に対する計画）
・訓練などの年間予定計画
・非常災害に対応する計画（マニュアルの作成）
・消防計画の届
・防火管理者氏名
・避難確保計画

・防災組織図(図示により職氏名，役割を記載)

・防災設備

・訓練実施状況(避難訓練，消火訓練，防災訓練)

・非常災害時の備蓄等(食品，日用品)

・地域防災組織等との連携状況

などです。

　防災に対する教育や計画の目的は何かを考え，利用者を避難誘導する手段，避難場所の確認および移動経路・距離の把握など，確実に行っておくことだと思います。また，利用者の安全と同時に職員の安全も重要です。

1．防災情報連絡網（様式例）

役職名	氏名	住所	自宅電話	携帯電話	通勤時間
				携帯メール	
法人事務局長					
施設長					
主任等					

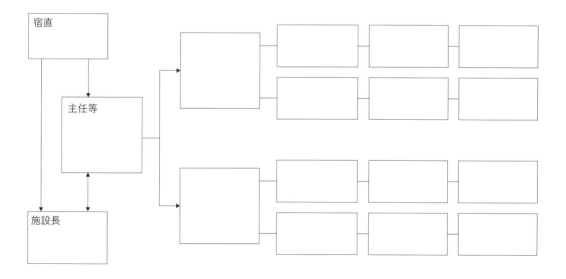

２．設備等点検整備表（様式例）

点検整備表

対象物	点検事項	点検担当者
建築物	○建築物の耐火性及び耐震性（構造，内装，防火区域等）に異常がないか ○建築物の基礎・土台が老朽化していないか ○外壁又は内壁に亀裂による落下の恐れがないか ○出入口，廊下及び階段に転倒するおそれがある物又は落下するおそれ 　がある物がないか ○照明器具，時計等は固定されているか ○防火扉の破損等はないか ○機材及び設備が倒壊するおそれがないか ○安全な避難経路が確保されているか	
火気使用設備器具関係	○火気使用設備（ボイラー・ガス関係設備・湯沸所等），火気使用器具 　（炊事器具，暖房器具及び電気器具全般）の安全性及び耐震性はどうか ○火気使用設備などは転倒又は落下しないか ○火気使用器具の台座が安全になっているか ○周囲から転倒又は落下するものはないか ○火気使用器具の周囲に燃えやすいものが置いてないか ○ボンベ等の燃料容器の転倒防止ができているか	
消防用設備関係	○消火器等が指定された場所にあるか ○消火器が転倒又は落下し，損傷を受けることはないか ○消火栓及び火災報知機の点検・管理は適切に行われているか	
避難用資機材関係	○担架，車椅子等の管理が適切に行われているか ○移送用車両・ゴムボート等の整備は適切に行われているか	

3．災害時支援カード（様式例）

氏名等	フリガナ		年　齢	歳	
	氏　　名		生年月日	年　　月　　日生	
			性　　別	男　・　女	
留意事項	血液型	型	その他特記事項		
	持病				

利用者の状況等

利用者の状況	
必要な介護等	
服薬の状況	有(薬名：　　　)　・　無　　　服薬時期

家族（保護者）等の明細

氏　　名	1	2	3
利用者との続柄			
住　　所			
電話番号			
勤務先			
緊急時の連絡方法			
家族等と異なる場合，その理由			

利用者の引継確認事項【家族（保護者）・避難先施設等】

	引継場所	引継先（家族等）	続柄	日　時	確認方法	引継責任者
1						
2						

※平常時においては，個人情報保護の観点から情報の管理に十分留意しておく。

4．利用者移送計画（様式例）

（　　　　　　　　　）

1	移送責任者	【平日】		
		【休日】		
2	被移送者 （利用者）		【状態】	
			【状態】	
			【状態】	
			【状態】	
			【状態】	
3	移送場所			
4	移送方法	【所要推定時間：　　　　】		
5	移送経路			
6	移送に必要な資機材 （不足する場合の調達方法（調達先・連絡先））			
7	備考			

5．救急医薬品一覧表（様式例）

分類	品名	数量	保管場所	使用期限
内服薬				
外用薬				
その他				

6．備蓄品等一覧表（様式例）

分類	品名	数量	保管場所	使用期限
飲料水，食料等	飲料水			
	米			
	非常食			
	なべ			
	食器			
	カセットコンロ			
	：			
情報機器	ラジオ			
	携帯テレビ（ワンセグ）			
	メガホン			
	携帯電話（充電器含む）			
	：			
照明等	懐中電灯			
	ローソク（ローソク台を含む）			
	携帯用発電機			
	電池			
暖房資材	石油ストーブ			
	灯油			
	携帯カイロ			
	：			
作業資材	スコップ			
	ツルハシ			
	合板			
	のこぎり			
	：			
移送用具	車いす			
	ストレッチャー			
	担架			
	おんぶ紐			
	：			
避難用具	地図			
	テント			
	ビニールシート			
	ヘルメット			
	防災ずきん			
	避難用車両			
	移送用ゴムボート			
	ロープ			
	：			
医薬品等	医薬品			
	ガーゼ			
	包帯			
	：			
衛生用品	紙おむつ			
	生理用品			
	：			
その他	タオル			
	下着			
	：			
非常持ち出し品	： （担当：　　　）			
	：			

7．初動対応事項一覧表（様式例）

初動対応

初動対応者名 （住所）	地震・津波災害	風水害・土砂災害	
（　　　　）	（対応事項）	（対応事項）	
（　　　　）	（対応事項）	（対応事項）	
（　　　　）	（対応事項）	（対応事項）	
（　　　　）	（対応事項）	（対応事項）	
（　　　　）	（対応事項）	（対応事項）	
（　　　　）	（対応事項）	（対応事項）	

Q06 入所者決定の判定基準は？

A 「入所判定基準」を作成し，その内容に該当する部分をチェックし点数化します。申し込み年月日，その時点の点数を記入し，申し込み一覧を作成。入所者を決めるにあたり判定会議を行い決定します。

［解　説］

入所判定基準

　　まずは入所判定チェック表を作成します。点数が高い人を優先し，「生活相談員，ケアマネジャー，看護師，介護職員，施設長，第三者委員（評議員）」等で入所検討委員会議を行い決定します。そして会議議事録を作成します。

　　「入所判定基準」の様式は特に決まったものはなく，施設によって違いがありますし，判定方法も施設に委ねられています。資料は一例で，点数化することで利用者の状態，状況を把握するようにしたものです。

　　利用者本人の状態，介護者の状態，背景，環境の状況，現在の待機場所等を勘案し，指定福祉施設サービスを受ける必要性が高いと認められる入所申込者を優先します。点数化はその参考にもなります。入所者決定に関する方法はいろいろあると思いますが，待機者の多い中，公平性を持って入所者の決定に臨むことが大切です。もちろん状況によっては順番どおりにならないこともあるかと思います。

　　特別養護老人ホーム入所ガイドライン（または入所検討委員会規定など）を作成するとよいと思います。

入所判定基準（様式例）

記入年月日：令和　　　年　　　月　　　日

（1）介護度（最高得点　50点）　　　氏名

						得点欄
評価項目	要介護5	要介護4	要介護3	要介護2	要介護1	
点数	50	40	30	20	10	

（2）認知症高齢者の日常生活自立度（最高得点　10点）

評価項目	ランクV	ランクIV	ランクIII	ランクII	ランクI	
点数	10	8	6	4	2	

（3） 本人の状況 最高得点60点	オムツ，パット交換など排泄介助を要す。	10	
	食事介助を要す。	10	
	徘徊などの行動がある。	20	
	暴言・暴力などの行為がみられ，介助拒否，抵抗がある。	20	
（4） 介護者の状況 最高得点40点	介護者はいるが在宅での生活は介護を要す。又は，サービス提供を受けている。	10	
	独居で親族は県外在住。 一部時間帯にサービス提供を受けている。又は，介護を要す。	20	
	同居の介護者はいるが，主たる介護者が70歳以上の高齢者である。若しくは病気，障がい等がある，又は就労・育児中で介護困難である。	30	
	子ども，親族はいない。独居で在宅生活が困難である。	40	
（5） 待機場所 最高得点50点	特別養護老人ホーム・介護付有料老人ホーム・特定ケアハウス等　入所	10	
	養護老人ホーム・グループホーム・老人保健施設・介護保険外施設　入所	20	
	軽費老人ホーム・一般ケアハウス・住宅型有料老人ホーム等　入所	30	
	病院入院	40	
	在宅（ショートステイ等利用者含）	50	
（6） 住居環境 最高得点10点	住む家がない。 又は，エレベーターがなく，2階以上の階に住み車いすを使用している。	10	
（7） 施設サービス等 の利用期間 最高得点40点	6か月未満	5	
	6か月以上1年未満	10	
	1年以上2年未満	20	
	2年以上3年未満	30	
	3年以上	40	
（8） その他 最高得点30点	介護虐待や経済的状況等上記以外に考慮すべき事柄がある場合	30	
最高得点　290点		得点合計	点

入所検討会議録

	施設長	担 当

開催日	令和　　年　　月　　日		開催時期			：
入所検討者氏名			申込日		合計点	
住所						
介護度		障害高齢者自立度		認知高齢者自立度		
出席者					第三者委員	

検討内容（会議録）

Q07 要介護2の人は特養に入所できない？

A 特別養護老人ホームへの入所は原則，要介護3以上となっていますが，要介護1，2の方で居宅において日常生活を営むことが困難であるやむを得ない事情があり，「特例入所の要件」に該当する場合のみ入所が認めれています。

［解　説］

特例入所要件

特例入所の要件は以下のとおりです。

① 認知症である者であって，日常生活に支障をきたすような症状・行動や意思疎通の困難さが頻繁に見られる。

② 知的障害・精神障害を伴い，日常生活に支障をきたすような症状・行動や意思疎通の困難さ等が頻繁に見られる。

③ 家族などによる深刻な虐待が疑われる等により，心身の安全・安心の確保が困難な状況である。

④ 単身世帯である，同居家族が高齢または病弱である等により，家族等による支援が期待できず，かつ地域での介護サービスや生活支援の供給が十分に認められない。

要介護1，2の方が特例入所の要件に該当しなくなったときは退所になります。

平成27年3月31日までに入所された方は，要介護度にかかわらず引き続き入所が可能です。

平成27年4月1日以降に入所された方で，要介護3以上が要介護1，2になられた場合，そのまま入所希望であっても上記の特例入所要件に該当しなくては入所できません。

例えば，特例入所要件①の認知症の場合，日常生活自立度Ⅲ以上などといった具体的な要件は求められていないようです。

以上のように，特別養護老人ホームは原則要介護3以上となっていますが，要介護2の方も絶対入所できないわけではありません。

Q08 市町村に報告しなければならないことは？

A 市町村の報告は，以下の場合が考えられます。

・体制要件，その他変更がある場合

・事故発生時

・身体拘束開始時，終了時

・虐待が疑わしいと思われるとき，虐待が発生したとき

・災害，火災等

・感染症が発生したとき

［解　説］

変更がある場合

　　例えば，「施設長の変更」や「体制要件ⅠだったのがⅡへ変更」した場合などです。現在届けている情報に変更が生じた場合は変更後10日以内に届け出が必要となります（変更が令和3年2月1日だったら2月10日の消印まで有効。ただし，休日，夜間営業している郵便局へ持ち込めば当日消印で可）。

事故発生時

　　発生した事故については，その状況，対応について記録し保存します。市への報告が必要な場合は事故報告書を提出することが義務づけされていましたが，令和3年4月に内容の改正がありました。

▶変更前の提出をする場合

　　転倒・負傷確認・痛みの訴え等による骨折・打撲・裂傷などのとき

　　「医療機関受診した場合」

　　誤飲・異食・誤薬・服薬漏れ等のとき

　　「医療機関受診・未受診にかかわらず事故が発生した場合」

　　「施設・事業所からの行方不明の場合」

▶変更後提出をする場合

　　転倒・負傷確認・痛みの訴え等による骨折・打撲・裂傷などのとき

　　「死亡または入院に至った場合」

　　「次のいずれかに該当し治療を要する場合　①けがの程度が骨折・縫合が必要

な外傷②けがの程度が重体③誤飲・異食・誤薬・服薬漏れ等」

「施設・事業所から概ね60分を超える行方不明の場合」

▶変更後に提出を要しなくなる場合の主な具体例

打撲

→死亡・入院を除き治療を要しても重体でなければ提出不要

裂傷・皮膚剥離

→死亡・入院を除き治療を要しても縫合が必要でなければ提出不要

誤飲・異食・誤薬・服薬漏れ

→死亡・入院を除き治療を要しなければ提出不要

事故報告書

令和　年　月　日

市長　殿

（報告者）所在地
　　　　　施設名
　　　　　代表者　　　　　　　　　　　印
　　　　　報告者
　　　　　連絡先

			年　齢	歳
	氏　名		年　齢	歳
利用者	要介護度	要介護	性　別	男・女
	介護保険 被保険者番号		保険者名	
	心身の状況	・認知症高齢者の日常生活自立度（　　　　　） ・移動　□ 自立　□ 一部介助　□ 全介助（　　　　　　　　　　　　　） ・移乗　□ 自立　□ 一部介助　□ 全介助（　　　　　　　　　　　　　） ・食事　□ 自立　□ 一部介助　□ 全介助（　　　　　　　　　　　　　） ・排泄　□ 自立　□ 一部介助　□ 全介助（　　　　　　　　　　　　　）		
事故の概要	発生又は発見日時			
	発生又は発見場所			
	被害の状況	□ 骨折　　　　　　　□ 打撲　　　　　　□ 切傷・擦過傷 □ 熱傷　　　　　　　□ 窒息　　　　　　□ 異常なし □ その他（　　　　　　　　　　　　　　　　　　　　　　　　） 死亡に至った場合は死亡年月日：　　　年　　　月　　　日		
	事故の種類	□ 転倒・転落　　　　　□ 誤嚥　　　　　　□ 誤薬 □ 行方不明・無断外出　□ 交通事故　　　　□ 利用者同士のトラブル □ その他（　　　　　　　　　　　　　　　　　　　　　　　　）		
	事故発見時の 状況及び経緯			

事故発生時の対応	事業者の対応状況	
	利用医療機関名	
	診断名	入院の有無 有・無
	治療の概要	
	家族への連絡状況	
事故発生後の対応	事故の原因分析	
	再発防止への取り組み	
	損害賠償等の状況	□ あり　　□ なし
	その他	

Q09 身体拘束が必要なときとは？

A 利用者本人や他の利用者の生命や身体を保護するために，緊急やむを得ない場合を除いて身体拘束その他の行動制限禁止となっています。

よって，緊急やむを得ない場合以外の身体拘束は，高齢者虐待に該当する可能性があると言えます。

［解　説］

必要な書類

身体拘束に該当する場合には次の書類が必要になります。

・「理由，内容，目的，期間」が書かれた様式
・身体拘束に至るまでの利用者の状態（アセスメント）や状況の記録，身体拘束の必要性について職員間で検討した議事録
・主治医と職員との検討記録
・本人，家族への説明と，同意のサイン
・看護師，介護職員による身体拘束開始時から（期間は最長３か月）の様子（状態）についての記録

３か月後にモニタリングを行い，主治医，職員間で検討のもと，継続していくか解除するのかを決定します。もちろん状態によっては３か月以内の解除もありえます。

身体拘束時の手続き

身体拘束の流れは以下のようになります。

利用者の状態，状況（記録）
↓スタッフ間で検討（記録）
主治医，スタッフで検討（記録）
↓身体拘束の決定
家族への説明（理由，内容，目的，期間を文書化）と同意書（サイン）
↓状態を記録
３か月後のモニタリング
↓主治医，職員による検討

継続か解除の決定

・「身体拘束マニュアルの作成」「身体拘束廃止に関する指針の作成」
・内部研修の中に身体拘束に関する研修を年2回以上実施
・身体拘束開始時,解除時の市町村への報告

例

特別養護老人ホーム
身体拘束廃止に関する指針

1　施設における身体拘束等の適正化に関する基本的考え方
　　身体拘束は，利用者の生活の自由を制限するものであり，利用者の尊厳ある生活を阻むものです。当施設では，利用者の尊厳と主体性を尊重し，拘束を安易に正当化することなく，職員一人ひとりが身体的・精神的弊害を理解し，拘束廃止に向けた意識をもち，身体拘束をしないケアの実施に努めます。

⑴介護保険指定基準の身体拘束禁止の規定
　　サービス提供にあたっては，当該利用者又は他の利用者等の生命又は身体を保護するため，緊急やむを得ない場合を除き，身体拘束その他の利用者の行動を制限する行為を禁止しています。

⑵緊急・やむを得ない場合の例外三原則
　　利用者個々の，心身の状況を勘案し，疾病・障害を理解した上で身体拘束を行わないケアの提供をすることが原則です。しかしながら，例外的に以下の3つの要素の全てを満たす状態にある場合は，必要最低限の身体拘束を行うことがあります。

　　①　切　迫　性：利用者本人又は，他の利用者等の生命又は身体が危険にさらされる緊急性が著しく高いこと。
　　②　非代替性：身体拘束その他の行動制限を行う以外に代替法がないこと。
　　③　一　時　性：身体拘束その他の行動制限が一時的なものであること。

　　　※身体的拘束を行う場合には，以上の3つの要件を全て満たすことが必要です。

⑶やむを得ず身体拘束を行う場合
　　本人又は他の利用者の生命又は身体を保護するための措置として，緊急やむを得ず身体拘束を行う場合は，切迫性・非代替性・一時性の3要件の全てを満たした場合のみ，本人・家族への説明同意を得て行います。また，身体拘束を行った場合は，身体拘束廃止委員会を中心に十分な観察を行うとともに，その行う処遇の質の評価及び経過を記録し，できるだけ早期に拘束を解除すべく努力します。

⑷日常ケアにおける留意事項
　　身体的拘束を行う必要性を生じさせないために，日常的に以下のことに取り組みます。

　　①　利用者主体の行動・尊厳ある生活に努めます。
　　②　言葉や応対等で，利用者の精神的な自由を妨げないよう努めます。
　　③　利用者の思いをくみとり，利用者の意向に添ったサービスを提供し，多職種協働で個々に応じた丁寧な対応をします。
　　④　利用者の安全を確保する観点から，利用者の自由（身体的・精神的）を安易に妨げるような行為は行いません。
　　⑤　「やむを得ない」と拘束に該当する行為を行っていないか，常に振り返りながら利用者に主体的な生活をしていただけるように努めます。

2　身体拘束適正に向けた体制
⑴身体拘束適正化委員会の設置
　　当施設では，身体拘束の廃止に向けて身体拘束適正化委員会を設置します。
　　①　設置目的
　　　　施設内での身体拘束廃止に向けての現状把握及び改善についての検討
　　　　身体拘束を実施せざるを得ない場合の検討及び手続き
　　　　身体拘束を実施した場合の解除の検討
　　　　身体拘束廃止に関する職員全体への啓発

　　②　身体拘束廃止委員会の構成員
　　　　　ア）施設長
　　　　　イ）医師
　　　　　ウ）看護職員
　　　　　エ）生活相談員
　　　　　オ）介護支援専門員
　　　　　カ）介護職員

キ）栄養士

ク）その他委員会の設置趣旨に照らして必要と認められる者

　　※この委員会の責任者は施設長とし，参加可能な委員で構成する。

③　身体拘束廃止委員会の開催

定期開催します（最低３か月に一回以上）

必要時は随時開催します。

例外として，利用者の生命，身体の安全を脅かす急な事態（数時間以内に身体拘束を要す場合）では，多職種共同での委員会を開催できない事が想定されます。その為，可能な範囲で多職種の意見を収集し，最善の方法で安全を確保し，その経緯と結果を記録します。その後，速やかに委員会を開催し，委員会の承認を得ます。承認を得られない場合は速やかにその処置を解除します。

3　身体拘束発生時の報告・対応に関する基本方針

本人又は他の利用者の生命又は身体を保護するための措置として，緊急やむを得ず身体拘束を行わなければならない場合，以下の手順に従って実施します。

（介護保険指定基準において身体拘束禁止の対象となる具体的な行為）

(1)　徘徊しないように，車椅子や椅子・ベッドに体幹や四肢をひもで縛る

(2)　転落しないように，ベッドで体幹や四肢をひも等で縛る

(3)　自分で降りられないように，ベッドを柵（サイドレール）で囲む

(4)　点滴・経管栄養等のチューブを抜かないように，四肢をひも等で縛る。

(5)　点滴・経管栄養等のチューブを抜かないように，または皮膚をかきむしらないように，手指の機能を制限するミトン型の手袋等をつける

(6)　車椅子・椅子からずり落ちたり，立ち上がったりしないように，Ｙ字型拘束帯や腰ベルト，車椅子テーブルをつける

(7)　立ち上がる能力のある人の立ち上がりを妨げるような椅子を使用する

(8)　脱衣やオムツ外しを制限するために，介護衣（つなぎ服）を着せる

(9)　他人への迷惑行為を防ぐために，ベッドなどで体幹や四肢をひも等で縛る

(10)　行動を落ち着かせるために，向精神薬を過剰に服用させる

(11)　自分の意思で開けることのできない居室等に隔離する

①　カンファレンスの実施

緊急やむを得ない状況になった場合，身体拘束廃止委員会を中心として，各関係部署の代表者が集まり，拘束による利用者の心身の損害や拘束をしない場合のリスクについて検討し，身体拘束を行うことを選択する前に①切迫性②非代替性③一時性の３要件の全てを満たしているかどうかについて確認します。カンファレンスで確認した内容を身体拘束廃止委員会に報告し，身体拘束を行う選択をした場合は，拘束の内容，目的，理由，時間帯，期間等について検討し，本人，家族に対する同意書を作成します。

②　利用者本人や家族に対しての説明

身体拘束の内容・目的・理由・拘束時間又は時間帯・期間・改善に向けた取り組み方法を詳細に説明し，十分な理解が得られるように努めます。また，身体拘束の同意期限を越え，なお拘束を必要とする場合については，事前に本人・家族等と締結した内容と方向性及び利用者の状態等を確認説明し，同意を得た上で実施します。

③　記録と再検討

法律上，身体拘束に関する記録は義務付けられており，専用の様式を用いて，その態様及び時間・日々の心身の状態等の観察・やむを得なかった理由などを記録します。身体拘束の早期解除に向けて，拘束の必要性や方法を随時検討します。その記録は５年間保存，行政担当部局の指導監査が行われる際に掲示できるようにします。

④　拘束の解除

③の記録と身体拘束廃止委員会での再検討の結果，身体拘束を継続する必要がなくなった場合は，速やかに身体拘束を解除します。その場合には，本人，家族に報告します。

4　身体拘束廃止に向けた各職種の役割

身体拘束廃止に向け，各職種の専門性に基づくアプローチから，チームケアを行うことを基本とし，それぞれの

果たすべき役割に責任をもって対応します。

　　　（施設長）
　　　　　1）身体拘束における諸課題等の最高責任者
　　　　　2）身体拘束廃止委員会の総括責任者
　　　　　3）ケア現場における諸課題の総括責任者
　　　　　4）ただし2）3）については，施設長の判断する者に代理させることができることとする

　　　（医師）
　　　　　1）医療行為への対応
　　　　　2）看護職員との連携

　　　（看護職員）
　　　　　1）医師との連携
　　　　　2）施設における医療行為の範囲を整備
　　　　　3）重度化する利用者の状態観察
　　　　　4）記録の整備

　　　（生活相談員・介護支援専門員）
　　　　　1）身体拘束廃止に向けた職員教育
　　　　　2）医療機関，家族との連絡調整
　　　　　3）家族の意向に添ったケアの確立
　　　　　4）施設のハード，ソフト面の改善
　　　　　5）チームケアの確立
　　　　　6）記録の整備

　　　（栄養士）
　　　　　1）経鼻・経管栄養から経口への取り組みとマネジメント
　　　　　2）利用者の状態に応じた食事の工夫

　　　（介護職員）
　　　　　1）拘束がもたらす弊害を正確に認識する
　　　　　2）利用者の尊厳を理解する
　　　　　3）利用者の疾病，障害等による行動特性の理解
　　　　　4）利用者個々の心身の状態を把握し基本的ケアに務める
　　　　　5）利用者とのコミュニケーションを十分にとる
　　　　　6）記録は正確かつ丁寧に記録する

5　身体拘束等の適正化のための職員研修に関する基本指針
　　介護に携わる全ての従業員に対して，身体拘束廃止と人権を尊重したケアの励行を図り，職員教育を行います。

　　　①　定期的な教育・研修(年2回)の実施
　　　②　新任者に対する身体拘束廃止に向けた研修の実施
　　　③　その他必要な教育・研修の実施

6　入所者等に対する当該指針の閲覧に関する基本方針
　　この指針は公表し，入所者・ご家族・従業者等がいつでも自由に閲覧することができます。

　　付　則
　　　　　令和　　年　　月　　日より施行する。

身体拘束に関する同意書

_____ 様

あなたの状態が下記に記した①・②・③をすべて満たしているため，緊急やむを得ず，下記の方法・時間において最小限の身体拘束を行います。ただし，身体拘束を解除することを目標に鋭意検討を行うことをお約束いたします。

①　切迫性：利用者本人又は，他の利用者の生命又は身体が危険にさらされる緊急性が著しく高い

②　非代替性：身体拘束その他の行動制限を行う以外に代替する介護，看護方法がない

③　一時性：身体拘束その他の行動制限が一時的である

個別の状況による状況による拘束の必要な理由	
身体拘束の方法（場所，行為（部位・内容））	
拘束の時間帯及び時間	
特記すべき心身の状況	
拘束開始及び解除の予定	令和　　年　　　月　　　日　　　時から 令和　　年　　　月　　　日　　　時まで

上記の通り実施いたします。

令和　　　　年　　月　　日

【社会福祉法人 ○○○ 特別養護老人ホーム○○○】

担当医 _____ 印

施設長 _____ 印

説明者 _____ 印

上記の件について説明を受け，同意いたしました。

令和　　　　年　　月　　日

(本人)氏名： _____ 印

(ご家族)氏名： _____ 印

やむを得ず身体拘束を行った場合の経過観察記録表

利用者氏名		様		
拘束開始及び解除予定期間		年　　月　　日　～　　年　　月　　日		
月日・時間	状態観察	再検討結果	カンファレンス参加者	記録者

身体的拘束等報告書

年　　月　　日

事業所（施設）	事業所名（施設名）	
	事業所住所	〒　　　―
	電話番号	（　　　）　　　―
	介護事業者（施設）指定番号	※
	管理者名	
利用者（入所者）	フリガナ	
	氏名	
	生年月日（年齢）	M・T・S　　年　月　日（満　　歳）
	被保険者番号	
	要介護度	
	日常生活自立度	

※介護保険事業者以外は記載不要

Q10 「重要事項説明書」を変更するときとは？

A 3年ごとの介護保険の改正により利用者負担割合の変更，運営規定の内容の変更，追記があった場合は「契約書」「重要事項説明書」の変更が必要です。

［解　説］

変更点の実例

例えば，現在利用負担金は「1割，2割，3割」ですが，「3割」は平成30年8月に追加されましたので，この時点での変更が必要です。

また，運営規定に「緊急時の対応方法」が入っていないところもあるようですので，入っていないところは追加記述が必要です。

Q11 どんな加算の届出が必要？

A 「介護給付算定に係わる体制等に関する届出表」を「市町村の社会福祉総務課」へ提出します。

［解　説］

加算の管理

自分の施設に該当する項目にチェックして提出します。届出内容に誤りがあると加算の間違いが発生します。これにより加算が算定されるからです。

実地指導においては届出内容に沿っての確認が行われることになります。

事業所加算管理

令和　年　月　日

特別養護老人ホーム　　　（入所）

有効期間　R　/　/　～

施設等の区分	●介護福祉施設又はユニット型介護福祉施設		
	○経過的小規模介護福祉施設又は経過的ユニット型小規模介護福祉施設		
夜間勤務条件	●基準型	○減算型	
ユニットケア体制	●対応不可	○対応可	
身体拘束廃止取組の有無	○減算型	●基準型	
安全管理体制	○減算型	●基準型	
栄養ケア・マネジメントの実施の有無	●なし	○あり	
日常生活継続支援加算	○なし	●あり	
テクノロジーの導入 （日常生活継続支援加算関係）	●なし	○あり	
看護体制加算	○なし	○体制Ⅰロ	○体制Ⅰロ, 体制Ⅱロ
	○体制Ⅰイ	○体制Ⅱロ	
	○体制Ⅱイ	●体制Ⅰイ, 体制Ⅱイ	
夜勤職員配置加算	○なし	○夜勤Ⅰロ, 夜勤Ⅱロ	○夜勤Ⅳロ
	○夜勤Ⅰイ	○夜勤Ⅰイ, 夜勤Ⅱロ	○夜勤Ⅲイ, 夜勤Ⅳイ
	○夜勤Ⅱイ	○夜勤Ⅰロ, 夜勤Ⅱイ	○夜勤Ⅲロ, 夜勤Ⅳロ
	○夜勤Ⅰロ	○夜勤Ⅲイ	○夜勤Ⅲイ, 夜勤Ⅳロ
	○夜勤Ⅱロ	○夜勤Ⅳイ	○夜勤Ⅲロ, 夜勤Ⅳイ
	●夜勤Ⅰイ, 夜勤Ⅱイ	○夜勤Ⅲロ	
準ユニットケア体制	●対応不可	○対応可	
個別機能訓練加算	○なし	●あり	
ADL維持等加算	●なし	○加算Ⅰ	○加算Ⅱ
若年性認知症入所者受入加算	●なし	○あり	
常勤専従医師配置	●なし	○あり	
精神科医師定期的療養指導	●なし	○あり	
障害者支援体制	●なし	○加算Ⅰ	○加算Ⅱ
栄養マネジメント強化体制	●なし	○あり	
療養食加算	●なし	○あり	
看取り介護体制	○なし	○加算Ⅱ	
	●加算Ⅰ	○加算Ⅰ, 加算Ⅱ	
在宅・入所相互利用体制	●対応不可	○対応可	
認知症専門ケア加算	●なし	○加算Ⅰ	○加算Ⅱ
サービス提供体制強化加算	●なし	○加算Ⅱ	
	○加算Ⅰ	○加算Ⅲ	
在宅復帰支援加算	●対応不可	○対応可	
介護職員処遇改善加算	○なし	○加算Ⅱ	○加算Ⅳ
	●加算Ⅰ	○加算Ⅲ	○加算Ⅴ
介護職員等特定処遇改善加算	○なし	●加算Ⅰ	○加算Ⅱ
テクノロジーの導入 （夜勤職員配置加算関係）	●なし		
	○あり		
配置医師緊急時対応加算	●なし	○あり	
褥瘡マネジメント加算	●なし	○あり	
排せつ支援加算	●なし	○あり	
自立支援促進加算	●なし	○あり	
科学的介護推進体制加算	●なし	○あり	
安全対策体制	●なし	○あり	
生活機能向上連携加算	●なし	○加算Ⅰ	○加算Ⅱ
居室区分（ユニット型個室）	●なし	○あり	
居室区分（ユニット型個室的多床室）	●なし	○あり	
居室区分（従来型個室）	●なし	○あり	
居室区分（多床室）	○なし	●あり	
LIFEへの登録	●なし	○あり	

Q12 文書の保存は何年？

（A）文書の保存期間は，国の決まりがあり，サービス終了後2年間となっています。

［解　説］

自治体によって違う規定

　介護保険に基づくサービス提供の文書とは，介護保険サービスを提供したときに発生する書類のことで，多くの種類があります。

　例えば，契約書，重要事項説明書，ケアプラン，施設計画書，サービス提供記録（介護記録，看護記録），事故報告書，苦情処理に関する書類などです。

　介護保険の文書保存期間は，厚生労働省令で，介護保険サービスが終了してから2年間という規定があります。

　地域によってはさらに長い5年を規定している自治体もあります。筆者の勤務する長崎市では5年になっています。この5年という決まりは介護報酬の受給に必要な書類が5年保存だからです。介護報酬を返還する手続きにも5年間という期限があります。

Q13 施設サービス計画書作成時に注意することは？

（A）施設サービス計画書は「施設での生活をいかに安全，安楽に過ごしていただくか」ということが目的で作成されるものです。そして，その中で医療の視点からの看護師の役割も需要になります。

　また，定期的に行われる担当者会議でモニタリングすることで，利用者によりよいサービスの提供につなげています。

［解　説］

施設サービス計画書

　利用者の今までのライフスタイルを把握し，どのような過ごし方をしたいのか，職員が「何ができるのか」「何をどう支援していけばよいか」等，利用者，

家族の意向をもとにサービス内容が作成されます。

その疾患から予測されるリスク等が組み込まれることになります。

❯注意事項

・利用者にとって最良な計画書の内容になっているのか（アセスメントが確実に行われているのか）。

・計画書のサービス内容が確実に提供されているのか。

・サービス内容に対して利用者の反応，その経過などの記録（施設介護支援経過表）がきちんとなされているのか。

・計画書の作成日の確認。

・長期目標，短期目標は適切で，かつ設定期間がきちんと記載されているのか。

・目標の期間の日にちの途切れはないか。

・計画書に対して利用者，家族に説明，同意，交付が行われているのか（入所前）。

・利用者（または家族）のサイン，押印の漏れはないか。

等，施設サービス計画書はきちんと作成されていなくてはいけません。その中で看護師は医療的視点での気づき，助言をする役割があります。

施設担当者会議ではモニタリング（評価）がきちんとなされていることが大切です。独りよがりな個人的な評価で終わらないことです。

❯支援経過記録

施設計画書が立案されると，その内容に沿ったサービス内容を提供したときの利用者の状態，反応などを記録していきます。

毎月（毎日でなくても可）記録します。例えば短期目標が6か月だとしたら，その後は担当者会議によりモニタリング（評価）が行われ，新たに施設計画書が作成されますので，6か月間をめどに記録していきます。新たに施設計画書が立案されると，また毎月6か月間記録します。このように支援経過の記録を書いていきます。

実地指導時には，計画書に沿った支援がなされているか，そのときの利用者の状態はどうだったのかなど，この支援経過の記録に目を通されます。

施設担当者会議

目標の期間内でも利用者の変化に伴ってサービスの内容の見直しをする必要があります。また，目標の期間終了前には必ずモニタリングを行い，次の施設サービス計画につなげ，そこに目標期間中に日にちの途切れがないようにしま

す。

　出席者はケアマネジャーをはじめ，生活相談員，介護職員，機能訓練担当，看護師，栄養士，家族，それに可能な場合は本人，主治医などです。

　担当介護員のモニタリングチェック表では包括支援プログラムの様式を使用し利用者の状態を記入します。そして，医療分野は看護師がチェック表に記載し，食事，栄養に関しては栄養士，機能訓練担当……等々，各々の分野から意見を出し合い検討します。

　特に健康面においては医療分野である看護師の視点からの観察，意見等は介護職員の日常ケアにも大きな影響を与えることにもなります。

　ただし必ずしも包括支援プログラムの様式を使用しなければならないということではありません。施設独時のやり方でなされているところもあります。

例

状態調査

日常生活動作状況	食事	摂取動作：□自分で可・□一部介助・□全介助・□胃ろう	
		主食：□白飯 □二度焚き □(　　)粥 副菜：□常菜・□軟彩 □一口大 □刻み □極刻み □ミキサー 義歯：□有・□無 嗜好： 使用具：□はし □スプーン □自助具	＊備考(嚥下状態, 摂取動作など)
	排泄	排泄動作：□自立・□一部介助・□全介助	
		尿意(□有・□無)　便意(□有・□無)　本人からの訴え(□有・□無) 排泄場所　日中：　　　　　　夜間： 着用衣類　日中：　　　　　　夜間： 夜間の状態 排便ペース(緩下剤)	
		＊備考(失禁, トイレ誘導など)	
	入浴	□自分で可・□一部介助・□全介助	
	歩行	□自分で可・□一部介助・□全介助	
	立位	□自分で可・□一部介助・□全介助	
	座位	□自分で可・□一部介助・□全介助	
	寝返り	□自分で可・□一部介助・□全介助	
	着脱衣	□自分で可・□一部介助・□全介助	
	清潔保持	□自分で可・□一部介助・□全介助	
身体状況	視力	□普通・□弱視・□全盲	
	聴力	□普通・□やや難聴・□難聴	
	意思疎通	□可・□やや可・□不可	
	麻痺	□無し・□有	
	拘縮	□無し・□有	
	浮腫	□無し・□有	
	褥瘡	□無し・□有	
	痛みの訴え	□無し・□有	
	認知症の症状	□無し・□有	
	興奮	□無し・□有	
	睡眠	□良眠・□不眠	
	内服薬	□無し・□有	

＊特記事項(本人・家族・ケアマネからの要望・情報・主訴など)

利用中に考えられる問題点

顕在化している点：

現状から推測できる点：

ケアチェック表

作成者：
作成日：　　　　　　　　　　　　　　　　　　要介護度：
1．食事，水分摂取に関するケア　　　　　　　要介護者の氏名：

ケアの内容		現状		予定	ケア提供の場所／使用用具等		
		提供	家族				
調理	調理（食事を作る）				食事の場所	食道・ホール	
準備・後始末	食事の準備・配膳等					居室（ベッド以外）	
	食事の後始末・下膳					ベッドの上	
	おやつの準備					布団の上	
	おやつの後始末・下膳					その他：	
	飲み物の準備				食事の区分	一般職	
食事等の摂取介助	食事中の見守り					糖尿食（　　　）Kcal	
	食事介助（切る，すりつぶす等）					高血圧食（　　　）g	
	食事摂食介助					抗潰瘍食	
	食事摂取・水分量のチェック					その他：	
	おやつ中の見守り				主食	普通食	
	おやつ介助（切る，すりつぶす等）					粥食	
	おやつ摂取介助					その他：	
	飲み物摂取介助				副食	普通食	
経口流動食	経口流動食の準備					刻み食	
	経口流動食の実施					ミキサー食	
	経口流動食の後始末					その他：	
経管栄養	経管栄養（経鼻・胃瘻）の準備				食事用具	食事用エプロン	
	経管栄養の実施					滑り止めマット・シート	
	経管栄養の後始末					カップ・コップ・湯のみ	
	チューブの交換					自助具：	
	チューブの観察					その他：	
輸液・輸血	点滴・IVH・輸血の準備						
	点滴・IVH・輸血の実施						
	点滴・IVH・輸血の後始末						
	点滴・IVH・輸血中の観察や調整						
	輸液・輸血中の固定等						

要介護者等の健康上や生活上の問題点及び解決すべき課題等			
問題点や解決すべき課題等	有	立案	具体的内容／対応するケア項目
①本人の訴えや希望			
②家族の訴えや希望			
③医療面での指示・管理等			
④代替ケアの可能性			
⑤移乗・移動面での問題等			
⑥炊事面での問題等			
⑦摂取動作面での問題等			
⑧咀嚼機能面での問題等			
⑨嚥下機能面での問題等			
⑩摂取量面での問題等			
⑪体重の変化（増減）			
⑫食事等の好み（好き嫌い）			
⑬その他の問題等			

代替ケアとは，自立支援あるいはQOL向上のために，他のケアの導入を検討。

ケアチェック表

包括的自立支援プログラム

作成者：
作成日：　　　　　　　　　　　　　　　　　要介護度：
2．排泄に関するケア　　　　　　　　　　　要介護者の氏名：

ケアの内容		現状		予定	ケア提供の場所／使用用具等		
		提供	家族				
準備・後始末	排尿介助の必要物品準備				排泄場所	トイレ	
	排便介助の必要物品準備					ポータブルトイレ	
	尿収器の後始末					ベッド・布団	
	さしこみ便器の後始末					その他：	
	排尿後のポータブルトイレの後始末					ポータブルトイレ	
	排便後のポータブルトイレの後始末					さしこみ便器	
	尿器・便器・ポータブルトイレの消毒					採尿器・尿瓶	
移乗・移動	トイレ・ポータブルトイレへの誘導				排泄用具	自動採尿器	
	車椅子から便座へ移乗					装着尿器	
	便座から車椅子へ移乗					布おむつ	
	ベッドからポータブルトイレへ移乗					紙おむつ	
	ポータブルトイレからベッドへ移乗					尿とりパッド	
排尿	排尿時の見守り					失禁用パンツ	
	排尿動作援助（衣服の着脱は除く）					尿感知器（おむつ）	
	排尿後の後始末					ストーマ装着	
	膀胱手圧排尿，叩打法					自助具：	
	導尿，留置カテーテル交換					その他：	
	膀胱洗浄						
	留置カテーテル・排尿量のチェック						
	排尿頻度・量・間隔のチェック						
排便	排便時の見守り						
	排便動作援助（衣服の着脱は除く）						
	排便の後始末						
	摘便						
	浣腸						
	人工肛門のケア						
おむつ交換	おむつ交換の必要物品準備						
	おむつ交換の使用物品後始末						
	おむつの点検・確認						
	おむつの除去・装着						

要介護者等の健康上や生活上の問題点及び解決すべき課題等

問題点や解決すべき課題等	有	立案	具体的内容／対応するケア項目
①本人の訴えや希望			
②家族の訴えや希望			
③医療面での指示・管理等			
④代替ケアの可能性			
⑤移乗・移動面での問題等			
⑥排泄動作面での問題等			
⑦尿意・便意面での問題等			
⑧失禁等での問題等			
⑨排尿量や回数面での問題等			
⑩排便量や回数面での問題等			
⑪その他の問題等			

代替ケアとは，自立支援あるいはQOL向上のために，他のケアの導入を検討。

ケアチェック表

作成者：
作成日：　　　　　　　　　　　　　　　　要介護度：
3．入浴，清拭等に関するケア　　　　　　要介護者の氏名：

ケ ア の 内 容		現状		予定	ケア提供の場所／使用用具等		
		提供	家族				
準 備 後始末	浴室準備					一般浴槽	
	浴室清掃・後始末					臥床式特殊浴槽	
移 乗 ・ 移 動	浴槽・リフトへ移動				浴槽の種類	座位式特殊浴槽	
	車椅子から浴槽内リフトへ移乗					簡易浴槽	
	車椅子から浴槽ストレッチャーへ移乗					移動入浴車浴槽	
	ストレッチャーから浴槽内リフトへ移乗					その他：	
	ストレッチャーから特殊浴槽へ移乗					シャワーのみ	
	浴槽内リフトからストレッチャーへ移乗					入浴しない	
	浴槽内リフトから車椅子へ移乗				入浴用具	シャンプーハット	
	特殊浴槽からストレッチャーへ移乗					浴槽用チェアー	
	浴槽ストレッチャーから車椅子へ移乗					シャワーチェアー	
	抱える，抱き上げる，背負う					滑り止めマット	
	浴槽外から浴槽内へ移乗					バスボード	
	浴槽内から浴槽外へ移乗					入浴担架	
	浴槽内への移動の介助					入浴用懸吊式リフト	
	リフトの操作					入浴用台座式リフト	
	浴室内の見守り					自助具	
洗 髪	洗髪の必要物品準備					その他：ストレッチャー	
	洗髪の使用物品後始末						
	洗髪一部介助						
	洗髪全介助						
洗 身	洗身一部介助						
	洗身全介助						
清 拭 ・ 部分浴	身体清潔の必要物品準備				洗髪の場所	浴室（入浴時）	
	身体清潔の使用物品後始末					洗面所	
	部分清拭					ベッドの上	
	全身清拭					布団の上	
	手指浴，足浴					その他：	
	陰部洗浄						
	乾布清拭						

要 介 護 者 等 の 健 康 上 や 生 活 上 の 問 題 点 及 び 解 決 す べ き 課 題 等				
問題点や解決すべき課題等	有	立案	具体的内容／対応するケア項目	
①本人の訴えや希望				
②家族の訴えや希望				
③医療面での指示・管理等				
④代替ケアの可能性				
⑤移乗・移動面での問題等				
⑥洗身動作面での問題等				
⑦洗髪動作面での問題等				
⑧入浴回数面での問題等				
⑨身体の清潔面での問題等				
⑩その他の問題等				

代替ケアとは，自立支援あるいはQOL向上のために，他のケアの導入を検討。

ケアチェック表

作成者：
作成日：　　　　　　　　　　　　　　　　要介護度：
4.洗面，口腔清潔，整容，更衣に関するケア　　要介護者の氏名：

ケ ア の 内 容		現状		予定	ケア提供の場所／使用用具等		
		提供	家族				
洗　面	洗面所までの誘導				洗面の場所	洗面所	
	洗面動作の指示					ホール	
	洗面一部介助					居室（ベッド以外）	
	洗面全介助					ベッド・布団	
口腔清潔	口腔清潔の必要物品準備					その他：	
	口腔清潔の使用物品後始末				洗面用具	洗面器	
	口腔清潔（歯みがき等）					蒸しタオル	
	うがいの介助					自助具	
	入れ歯の手入れ					その他：	
	口唇の乾燥を防ぐ						
整　容	結髪，整髪						
	散髪				口腔清潔用具	歯ブラシ	
	爪切り					綿棒・ガーゼ等	
	髭剃り					義歯洗浄剤	
	耳掃除					自助具	
更　衣	衣服・靴下・靴の準備					その他：	
	更衣動作の見守り，指示						
	更衣動作の一部介助						
	更衣動作の全介助						
	衣服を整える						

要 介 護 者 等 の 健 康 上 や 生 活 上 の 問 題 点 及 び 解 決 す べ き 課 題 等			
問題点や解決すべき課題等	有	立案	具体的内容／対応するケア項目
①本人の訴えや希望			
②家族の訴えや希望			
③医療面での指示・管理等			
④代替ケアの可能性			
⑤移乗・移動面での問題等			
⑥洗面動作面での問題等			
⑦口腔清潔面での問題等			
⑧入れ歯の手入れ面での問題等			
⑨整髪動作面での問題等			
⑩爪切り動作面での問題等			
⑪髭剃り動作面での問題等			
⑫耳掃除動作面での問題等			
⑬更衣動作面での問題等			
⑭その他の問題等			

代替ケアとは，自立支援あるいはQOL向上のために，他のケアの導入を検討。

ケアチェック表

作成者：
作成日：　　　　　　　　　　　　　　　　要介護度：
5．基本動作介助，リハビリテーション等に関するケア　　要介護者の氏名：

ケ ア の 内 容		現状		予定	ケア提供の場所／使用用具等	
		提供	家族			
体位変換	体位変換一部介助				リハビリの場所	リハビリ室
	体位変換全介助					作業室・活動室
	ビーズパッド・円座・足底板等の使用					ホール
起　居	身体を起こす，支える					居室（ベッド以外）
	端座位から臥床させる，寝かせる					ベッド
	ギャッチベッドの操作					布団
	ベッドからの昇降介助					その他：
移　乗	車椅子の準備・後始末				寝具の種類	布団
	ベッド・車椅子間の移乗					固定式ベッド
	ベッド・ストレッチャー間の移乗					手動式ベッド
	車椅子・床，マット間の移乗					ギャッチベッド
	車椅子・椅子間等の移乗					その他のベッド
移　動	歩行の見守り				除圧・体位変換用具	エアーマット
	歩行の介助					無圧式ウレタンマット
	車椅子での移動の見守り					ビーズマット
	車椅子での移動の介助					円座
	ストレッチャーによる移動					ムートン
	抱える，抱え上げる，背負っての移動介助					体位変換器
	身体機能の訓練（関節可動域訓練等）					その他：
	基本動作訓練（座位，立位，歩行等）					
	日常生活動作訓練（食事・排泄動作等）					
	物理療法（温熱療法，電気療法等）				移乗・移動用具	移動板
	作業療法					移動バー
	言語療法					杖：
						補装具：
						歩行器：
						シルバーカー
						リフター：
						普通型車椅子
						介助型車椅子
						片麻痺用車椅子
						リクライニング型車椅子
						電動車椅子
						電動三輪車
						その他：

要 介 護 者 等 の 健 康 上 や 生 活 上 の 問 題 点 及 び 解 決 す べ き 課 題 等

問題点や解決すべき課題等	有	立案	具体的内容／対応するケア項目
①本人の訴えや希望			
②家族の訴えや希望			
③医療面での指示・管理等			
④代替ケアの可能性			
⑤体位変換動作面での問題等			
⑥起居動作面での問題等			
⑦移乗・移動面での問題等			
⑧手指・上肢動作面での問題等			
⑨生活（住）環境面での問題等			
⑩在宅生活継続・復帰面での問題等			
⑪その他の問題等			

代替ケアとは，自立支援あるいはQOL向上のために，他のケアの導入を検討。

ケアチェック表

包括的自立支援プログラム

作成者：
作成日：　　　　　　　　　　　　　　　　要介護度：
6.医療・健康に関するケア　　　　　　　　要介護者の氏名：

ケ ア の 内 容		現状		予定	ケア提供の場所／使用用具等	
		提供	家族			
薬剤管理	薬の照合・区分・準備				受診場所	自宅　（往診等）
	薬を渡す，服薬介助					診察室（外来通院）
薬剤使用	座薬（緩下剤，解熱剤等）の挿入					診察室（入院・入所先）
	褥瘡等の処置，軟膏塗布，薬浴等					居室　（入院・入所先）
	眼・耳・鼻の外用薬の使用等					その他：
	温・冷あん法，湿布を貼る等					
	自己注射（インシュリン等）の指導等					
	注射の準備・実施・後始末					
処置等	吸引の準備・実施・後始末				現在処方中の薬剤	
	吸入の準備・実施・後始末					
	タッピング，体位排痰法等の実施					
	透析関連のケア					
	ベッド上での牽引					
	酸素吸入の準備・実施・後始末					
	気管内挿管の準備・実施・後始末					
	気管切開口のケア，カニューレの交換					
	人工呼吸器使用中の観察					
	持続吸引，他のカテーテルの管理等					
	在宅酸素・吸引器等の在宅医療器具点検					
測定等	巡視（夜間），容態観察					
	バイタルサインのチェック					
	身長・体重・腹囲等の測定					
受診・検査	通院・入院・受診の援助と付き添い					
	処置中の固定等					
	検査用物品の準備・後始末					
	検体採取の準備・実施・後始末					
	隔離等に伴うケア					

要 介 護 者 等 の 健 康 上 や 生 活 上 の 問 題 点 及 び 解 決 す べ き 課 題 等			
問題点や解決すべき課題等	有	立案	具体的内容／対応するケア項目
①本人の訴えや希望			
②家族の訴えや希望			
③医療面での指示・管理等			
④代替ケアの可能性			
⑤治療中の疾病			
⑥処方されている薬剤			
⑦薬剤の管理や服薬面での問題等			
⑧受診介助面での問題等			
⑨バイタルサイン面での問題等			
⑩疼痛等の自覚症状			
⑪麻痺・拘縮			
⑫創傷・褥瘡等の皮膚疾患			
⑬浮腫			
⑭終末期の検討の必要性			
⑮その他の問題等			
医学的管理の内容と留意事項			

代替ケアとは，自立支援あるいはQOL向上のために，他のケアの導入を検討。

ケアチェック表

包括的自立支援プログラム

作成者：
作成日：　　　　　　　　　　　　　　　　　　要介護度：
7．心理・社会面等に関するケア　　　　　　　要介護者の氏名：

ケ ア の 内 容		現状		予定	ケア提供の場所／使用用具等	
		提供	家族			
相　談・助　言	本を読む，手紙の代読・代筆				補聴器	
	日常会話，声掛け				眼鏡	
	ナースコールの受理応答				拡大鏡（ルーペ）	
	助言，指導，励まし，カウンセリング				文字ボード	
	家族への連絡・対応・調整・情報収集				難聴者用電話	
書類作成	申請書類の記入・提出				緊急通報装置（電話）	
問題行動への対応	徘徊への対応，探索				自助具：	
	不潔行動への対応				その他：	
	暴力行為・暴言への対応					
	その他の問題行動への対応					
余暇活動	散歩への付き添い					
	クラブ・レク活動中の援助					
環境整備	寝具整頓，ベッドメーキング					
	寝具・リネン交換					
	布団を干す					
	居室内の掃除，ゴミ捨て					
	私物：花の手入れ，動物の世話					
	衣服・日用品の整理整頓					
	衣服の修理，縫い					
	補助器具（私物）の管理					
	洗濯物を集める，運ぶ					
	洗濯する，干す，たたむ					
買　物	買物の付き添い					
	買物，依頼の物品購入					
金銭管理	現金管理，支払い等の代行					
移　送	送迎車の運転					

（「ケア提供の場所／使用用具等」列の右側に縦書き：コミュニケーション等用具）

要 介 護 者 等 の 健 康 上 や 生 活 上 の 問 題 点 及 び 解 決 す べ き 課 題 等

問題点や解決すべき課題等	有	立案	具体的内容／対応するケア項目
①本人の訴えや希望			
②家族の訴えや希望			
③医療面での指示・管理等			
④代替ケアの可能性			
⑤移乗・移動面での問題等			
⑥視力・聴力面での問題等			
⑦会話能力面での問題等			
⑧記憶・認知・理解力面での問題等			
⑨性格・生活習慣面での問題等			
⑩精神症状・問題行動面での問題等			
⑪生活（住）環境面での問題等			
⑫介護者・家族面での問題等			
⑬掃除・洗濯面での問題等			
⑭買物面での問題等			
⑮金銭管理面での問題等			
⑯移送サービス面での問題等			
⑰その他の問題等			

代替ケアとは，自立支援あるいはQOL向上のために，他のケアの導入を検討。

記入例

第5表

サービス担当者会議の要点

利用者名

開催日　　年　　月　　日　　開催場所：特別養護老人ホーム：　　開催時間：14:00～14:15

会議出席者	所属（職種）	氏名	所属（職種）	氏名	所属（職種）	氏名
	家族：		介護支援専門員		病棟看護師	

検討した項目	①体調管理について ②認知症状について
検討内容	①1月より肺炎にて入院し、病院転院。食事も2/3から全量摂取できている。肺炎の症状改善しているが、下肢筋力低下しているため移乗は全介助だが、手足の動きはよく動かしていた。 ②認知の症状については、大きな変化なく、同じことを繰り返し話したり、夜間漫付くまで声を出していることが多いとのこと。
結論	①発熱や、尿路感染等何度も入退院を繰り返しているため、今後も肺炎などは起こす危険性がある。退院後も体調管理を行い、早めに症状の把握を行うようにする。また、下肢筋力が低下している可能性がある為、事故防止に努める。 ②認知症状については、退院後観察行い、対応の仕方などを職員間で検討していく。また、症状において専門医の受診が必要な場合はご家族と相談しながら服薬調整を行うこととする。
残された課題	・体調の変化と下肢筋力低下について ・認知症状の状態の変化について

施設サービス計画　評価表

利用者氏名 ＿＿＿＿＿＿＿ 様　　　　　　　　　　作成日　令和　　　年　　　月　　　日

サービス計画担当者 ＿＿＿＿＿＿＿

入院の有無 ＿＿＿＿＿＿

生活全般の解決すべき課題（ニーズ）	援助目標		援助内容		実績		評価		
	短期目標	期間	サービス内容	期間	記録・聞き取り調査	結果	本人の状態・変化及び、本人・家族の意向		
肺炎で入院していた。退院後も健康で過ごしたい	体調の変化を早期に発見できる	RX.X.X 〜 RX.X.X	①医師による診療 ②訪問看護師による健康チェック ③毎日のバイタルチェックと状態観察 ④肺炎・気管支炎の既往あるため呼吸状態の異変時には主治医に相談	6ヵ月	・退院後は嚥下状態に注意し肺炎などに十分注意する	継続	家族：体力の低下が心配です 本人：施設の事は理解していない 主治医と連携し、体調の管理を行う		
	介助により、安全に起居、移乗を行うことができる	RX.X.X 〜 RX.X.X	①車椅子移乗は全介助とし、姿勢保持や座り直しを行う ②適宜臥床の時間を確保する ③車椅子座位時浅く座っていないか確認行う ④臥床時は定期的に体位交換行う ⑤車椅子の選定と購入の検討	6ヵ月	入院当初は全介助であったものの、寝返りなど可能であるため、起き上がり動作や移乗もできる部分は自身で行っていただく	継続	家族：足の筋肉がかなり低下しているので転んでではしないでほしい ・座位姿勢など姿勢が悪いため、姿勢の保持となるべくできるところを行い体力の向上を行っていく		

アセスメントシート

利用者	ふりがな 氏　名		初回 ・ ⦅更新⦆　　作成日 令和　年　月　日		
			作成者		
	明・大・⦅昭⦆ X年 5 月 24 日生まれ　85歳	ケアマネジャー	事業所名		
	住　所　〒				
			TEL：　　　　　　FAX：		
	電話番号		担当ケアマネ		
緊急連絡先	氏名　　　　　様　　　続柄		利用者の保険等の情報	独居・同居（　　　）人	身長：143cm体重：38.8kg
				自立度：C2　認知度：IV	血液型：
				身体手帳：あり ・ ⦅なし⦆　　種　　　級	
				医療保険：　　　　被爆手帳　あり ・ ⦅なし⦆	
	TEL：			申請中 ・ 要支援（ ） ・ 要介護（ 5 ）	
	住所			主治医意見書認定情報	
主治医	住所				
	TEL：　　　　　　FAX：				
医療（既往歴・主傷病・症状・痛み）と介護の経緯	アルツハイマー型認知症		介護者の状況	介護者 ：あり ・ ⦅なし⦆	介護意欲：⦅高い⦆ 低い
	ネフローゼ症候群			副介護者：あり ・ なし	介護負担：重い　軽い
	尿路感染症				
	気管支肺炎			介護知識：⦅豊富⦆ 不足	
	ステロイド糖尿病				
	誤嚥性肺炎				
			処方薬剤		
	褥瘡　　：⦅なし⦆ ・ あり（　　　　　）				
	褥瘡　　：なし ・ あり（　　　　　）				
	皮膚疾患：⦅なし⦆ ・ あり（　　　　　　）				
食事・栄養	食事器具：はし ・ ⦅スプーン⦆ ・ 自助具（　　　　　　）		むせ：なし ・ ⦅あり⦆		
	食欲：良好 ・ 普通 ・ ⦅不良⦆	水分摂取：良好 ・ 普通 ・ ⦅不良⦆	義歯：なし ・ ⦅あり⦆		
	主食：普通 ・ 二度炊き ・ ⦅全⦆粥 ・ ミキサー		備考	（※療養食，摂取動作，アレルギーの有無等）	
	副食：普通 ・ 軟菜 ・ ⦅刻み⦆ ・ ミキサー				

性格	明るくにこやか			家族構成		
趣味等	歌		喫煙：＋・⊖			
	談笑		飲酒：＋・⊖			

一日の過ごし方	昼間	入院中はリハビリ以外は臥床し過ごす事が多かった。	生活歴			
		朝食8時・昼食12時。昼寝　時間				
	夜間	眠前薬服用し夜間良眠	生活に対する意向	本人	入院しないでホームで生活したい。	
		夕食18時・就寝21時・夜間排泄　回有			食事を安全にしっかり食べたい。	
		睡眠：⊙ふつう・浅い・不眠　眠剤：なし・⊙あり		家族	施設でなるべく生活してほしい。	
排泄・口腔ケア	尿便意(あり・⊙なし)／失禁(なし・時々・⊙常時)／便秘(なし・⊙あり)				病気が再発しないでほしい。	
	排尿障害(⊙なし・あり)　　トイレ・Pトイレ・⊙おむつ・カテーテル		緊急時の対応	主治医連絡行い，次男様に連絡受診依頼行う。		
	義歯(なし・⊙あり)／残存歯　本／口臭(⊙なし・あり)					
	歯磨き(自立・見守り・一部介助・⊙全介助)					

ADL	寝返り	(自立・見守り・一部介助・⊙全介助)	入浴	(自立・見守り・一部介助・⊙全介助)
	起き上がり	(自立・見守り・一部介助・⊙全介助)	洗顔・爪・整容	(自立・見守り・一部介助・⊙全介助)
	座位保持	(自立・見守り・一部介助・⊙全介助)	更衣	(自立・見守り・一部介助・⊙全介助)
	立ち上がり	(自立・見守り・一部介助・⊙全介助)	食事摂取	(自立・見守り・一部介助・⊙全介助)
	立位保持	(自立・見守り・一部介助・⊙全介助)	排泄	(自立・見守り・一部介助・⊙全介助)
	移乗	(自立・見守り・一部介助・⊙全介助)	備考	移乗時全介助にて対応しており，下肢の筋力低下著しい。食事全介助，食思低下しており，水分摂量も減少してきている。誤嚥の再発リスクある為食事介助は注意して行う。現在，車椅子座位時後屈見られ，転落のリスクあり。今後，リクライニング車椅子も検討。
	移動(歩行)	(自立・見守り・一部介助・⊙全介助)		
	(※補助具)	(なし・杖・歩行器・⊙車椅子・電動椅子)		

IADL	調理	(自立・見守り・一部介助・⊙全介助)	服薬管理	(自立・見守り・一部介助・⊙全介助)
	掃除・洗濯	(自立・見守り・一部介助・⊙全介助)	電話の使用	(自立・見守り・一部介助・⊙全介助)
	買い物	(自立・見守り・一部介助・⊙全介助)	交通機関利用	(自立・見守り・一部介助・⊙全介助)
	金銭管理	(自立・見守り・一部介助・⊙全介助)		

BPSD	うつ状態・気分の落ち込み(喪失感・孤独・引きこもり)・不安，恐れが強い・暴言暴行・介護への抵抗 徘徊・収集癖・火の不始末・不潔行為・異食行為・その他(　　　　　　　　　　　　　　　　)
特記事項	病院へ誤嚥性肺炎にて入院。今後も再発のリスクある為，注意して観察行う。

第1表

施設サービス計画書（1）

初回 ・ 紹介 ・ ⟨継続⟩ ⟨認定済⟩ ・ 申請中

利用者名 　　　　　　　　　　生年月日 　　　　　　　　住所

施設サービス計画作成者氏名及び職種 　　　　介護支援専門員

施設サービス計画作成介護保険施設名及び所在地

施設サービス計画作成（変更）日 　令和 　年 　月 　日 　　初回居宅サービス計画作成日 　平成 　年 　月 　日

認定日 　　令和 　年 　月 　日 　　認定の有効期間 　令和 　年 　月 　日～令和 　年 　月 　日

要介護状態区分	要介護 1 ・ 要介護 2 ・ 要介護 3 ・ 要介護 4 ・ ⟨要介護 5⟩・（その他： 　　　　　）
利用者及び家族の生活に対する意向	本人：私も帰るよ。（入院時） 家族：退院が決まって安心しました。よろしくお願いします。
介護認定審査会の意見及びサービスの種類の指定	
総合的な援助の方針	1月16日より、気管支肺炎の診断にて○○病院に入院され、状態が安定したため退院となりました。退院後も健康チェック・食事摂取の状態観察、清潔保持など行い体調の変化時には主治医と連携を取りながら対応をとってまいります。また、体力の低下もみられる為、本人様の状態に合わせて臥床時間の確保をしながらも、離床時にはコミュニケーションを積極的に図るなどして生活の活性化を支援していきます。 （緊急連絡先） ○　○○ 　　　　　様（　　）　　自宅： 　　　　携帯： 　　　　　　　　　　様（長女）　　　　　　　　　携帯：

私は上記施設サービス計画について説明を受け、その内容に同意し、これを受領致します。

　　　年　　月　　日 　　利用者（代表者）氏名 　　　　　　　　　　印

第２表

利用者名 　　　　　　　様　　　　　　　　　　　　　　　　　　作成日：　　令和　年　月　日

施設サービス計画書（２）

生活全般の解決すべき課題（ニーズ）	援助目標				援助内容			
	長期目標	（期間）	短期目標	（期間）	サービス内容	担当者	頻度	期間
肺炎で入院していましたが、退院後も健康で過ごしたい。	病状を安定させ、施設での生活が継続できる。	1年 RX年 月 日～RX年 月 日	毎日元気に過ごしていく。	6か月 RX年 月 日～RX年 月 日	①定期的な主治医往診。②訪問看護師による健康チェック。③毎日のバイタルチェックと状態観察。④肺炎・気管支喘息の既往がある為、呼吸状態の異変は素早く主治医に相談行う。	①医院 ②訪問看護ステーション ③④介護職員	①1回/月 ②1回/週 ③④毎日	6か月 RX年 月 日～RX年 月 日
	起居動作・移乗動作が安全にできるようになる。	1年 RX年 月 日～RX年 月 日	介助により、安全に起居、移乗を行うことができる。	6か月 RX年 月 日～RX年 月 日	①車椅子移乗は全介助とし、姿勢保持や除圧の為にも座り直し行う。移乗時は打撲に注意行う。②週1回臥床時間の確保し、体力の消耗を防ぐ。③下肢筋力維持のためにも体操への参加。個別での訓練も調子を見ながら行う。④移乗を自身でできるよう立ち上がりの訓練。⑤車椅子の選定と購入の検討。	①②③④介護職員 ⑤ご家族 管理者・ケアマネ 福祉用具専門員	①②③④随時 ⑤必要時	6か月 RX年 月 日～RX年 月 日
	栄養状態が維持できる。	1年 RX年 月 日～RX年 月 日	摂取量の確保行い、十分な水分摂取ができる。	6か月 RX年 月 日～RX年 月 日	①食事は二度炊き100グラム、刻みで提供し、水分にはトロミ使用する。②なるべく自身で摂取し、摂取状況を確認しながら状況に応じて声掛けや食事介助行う。③摂取状況に応じて食事形態や高カロリー剤の検討。④定期的な体重測定行い、増減の把握行う。	①②③④介護職員	①②③④随時	6か月 RX年 月 日～RX年 月 日
身体を清潔にして尿路感染などを予防したい。	清潔に過ごすことができる。	1年 RX年 月 日～RX年 月 日	身体を清潔にし、感染症を予防することができる。	6か月 RX年 月 日～RX年 月 日	①排泄はテープ式＋パッドとし、定期的に交換行う。②尿路感染、ネフローゼ症候群の既往がある為、尿の状態の確認行い、交換時は陰部洗浄行う。③排便困難時には、緩下剤使用し、滞りなく排便があるよう対応する。④入浴はシャワー浴とし、移乗時は下肢の打撲などに注意し、全身観察を行う。⑤シャワーチェア使用時は座らないよう確認行う。⑥陰部などはワン窓に洗浄し、真菌悪化を防ぐ。	①②③④⑤⑥介護職員	①②③ ④⑤⑥ 随時	6か月 RX年 月 日～RX年 月 日
環境が変わるので、不安なく生活したい。	施設において不安なく生活を送ることができる。	1年 RX年 月 日～RX年 月 日	声をかけてもらったり、会話をもつことで、安心して生活ができるようになる。	6か月 RX年 月 日～RX年 月 日	①本人様の精神状態の観察行い、混乱時や気分が高揚している際は、話を傾聴し、気分転換を図ったり、個別やゆっくり静かなところで対応するなどどケアの工夫行う。②夜間の睡眠状態の観察と、不眠時には起き上がりや危険行動がないか把握する。③状態を見ながら興味や関心のある活動の提供。	①②③介護職員	①②③ 随時	6か月 RX年 月 日～RX年 月 日

私は上記施設サービス計画について説明を受け、その内容に同意し、これを受領致します。

年　月　日　　利用者（代表者）氏名　　　　　　　　　　　印

支援経過表

年　月　　　　　　　　　　　　　　　　　　　　　　　入所者名 _____　様
　　　　　　　　　　　　　　　　　　　　　　　　　　　担当者

日付	記録	サイン	日付	記録	サイン

2 日々の健康管理

Q14 健康管理上チェックすることは？

Ⓐ 施設での健康管理は，病院のように治療を重視するのではなく，心身ともに楽しく生活ができるように支援することにあります。

利用者個々の疾患を把握し，毎日のバイタル値を参考に起こりえる健康上のリスクを予測し，いち早く対応することによって，毎日を施設で安全，安楽に過ごせるよう健康管理はとても重要です。看護師にとって大きな役割のひとつです。

［解　説］

バイタルチェック

ただ単に毎日バイタルチェックをすればよいということではありません。介護職員は疾患に対しての基礎的な知識がある程度求められます。疾患名は同じでも，個々の今までの環境の違い，症状の違いなど，バイタル値をどのようにとらえるかの判断が必要です。

施設は24時間主に介護職員がかかわります。そこで看護師の視点で助言することで健康管理につなげていくことができます。

日常生活を安全・円滑に楽しく過ごしていただくためには，あらゆる角度からの観察が必要です。「食事量」「飲水量」「排泄の状況」「動作」などの少しの変化も視野に入れ，十分訴えられない利用者の「精神的な悩み」「苦痛」「何をしてもらいたいのか」「何をしたいのか」などを的確に把握しなければなりません。

水分出納

高齢者にとって水分量の確保はとても大切な位置づけにあります。1200 〜 1500mL ／日（またはそれ以上）を目安に摂取します。嚥下困難がある方にはトロミ剤を調整したり，拒否がある方には甘味を加えさせたり，そのときどきにいろいろな工夫をすることで水分量の確保につなげています。

通常人間の体は体重の53％が水分で，筋肉の80％，脂肪の50％は水分と言われています。ふつう1日に2.5Lの水分を失っており，その内訳は尿・便で1.2L，呼吸や汗で1.3Lと言われています。そのため，食事で1L，飲水で1.2Lの水分量が必要となり（0.3Lは体内で作られる），これらのバランスがとれなくなると熱中症になる原因の一つと考えられます。

　　夏場は特に熱中症になるリスクが高く，施設での水分摂取量チェックは欠かせません。

・爪を押して白色からピンク色に戻る時間が3秒以上かかる。

・手の甲の皮膚をつまんで2秒以上経ってもつままれた状態になったまま皮膚が元に戻らない。

　　このような場合は，脱水症状を起こしかけている可能性があると考えてもよいと思います。

体温調節

　　また，室温，湿度の調整も大切になります。

　　「室温28度以下，湿度50～60％」を目安に管理する必要があります。そのため，1日の中で時間を決めて各居室の室温をチェックすることが必要だと思います。チェック表を作成すると便利です。

　　さらに高齢者にとっては体温調整も重要です。自分でコントロールできない人も多く見られます。厚着をしていないか，汗をかいていないか，体が冷えていないか等の観察も必要です。

　　顔が赤く汗をひどくかいている場合は体内の温度が高すぎているというサインです。少しのサインも見逃さないようにふだんの個々の特徴・状態を把握しておくことで，「いつもとの違い」をいち早く察知し，大事に至らないことにつながります。自分の訴えをはっきりと伝えられない利用者も多いということを再認識し，安心して施設で毎日過ごしていけるように指示することが施設での健康管理の役割だと思います。

フローシート

　　一例として，フローシート（記録用紙）の活用があります。

　　これにはバイタル値をはじめ，食事量，ケアチェック内容などがひと目でわかるようになっています。また，記録も横に書けるのでそのときの状態，状況

がすぐにわかります。ケアを行った職員のサインがしてあるので，わからないことがあった場合は，すぐに担当者に確認することができます。

　施設では，排泄（便，尿の回数，量）や飲水量のチェック表などでさまざまな工夫がなされていると思います。それらが利用者の健康管理につながり毎日を楽しく元気に過ごしていただけることにつながります。

室温、湿度チェック表

部屋号数			R	年	月	1	2	3	4	5	6	7	8	9	10	11	12	13	14	15	16	17	18	19	20	21	22	23	24	25	26	27	28	29	30	31
	換気	朝																																			
		昼																																			
		夕																																			
	温度°C	10時																																			
		14時																																			
		18時																																			
	湿度%	10時																																			
		14時																																			
		18時																																			
部屋号数	換気	朝																																			
		昼																																			
		夕																																			
	温度°C	10時																																			
		14時																																			
		18時																																			
	湿度%	10時																																			
		14時																																			
		18時																																			
部屋号数	換気	朝																																			
		昼																																			
		夕																																			
	温度°C	10時																																			
		14時																																			
		18時																																			
	湿度%	10時																																			
		14時																																			
		18時																																			

個別記録表（フローシート）

氏名			様		要介護度		生年月日　令和　　年　　月　　日（　　歳）			

令和　年　月			／　（　　）	／　（　　）	／　（　　）	／　（　　）	／　（　　）	／　（　　）	／　（　　）
呼吸	脈	体温							
30	110	40							
	100	39							
20	90	38							
	80	37							
10	70	36							
	60	35							
	50	34							
血圧（mmHg）									
体重（kg）			kg	kg	kg	kg	kg	kg	kg
食事	朝　主／副		／	／	／	／	／	／	／
	昼　主／副		／	／	／	／	／	／	／
	夕　主／副		／	／	／	／	／	／	／
	水分								
薬	内服								
	点眼								
	軟膏								
	処置								
入浴	入浴								
	シャワー浴								
口腔ケア	歯磨き								
	義歯								
	うがい								
移動	歩行								
	杖								
	車椅子								
爪切り									
レク	集団レク								
	個別レク								
個別機能訓練									
尿									
便									
陰洗									
夜勤	眠前薬								
	テープ								
	点眼								
消灯・巡視	22・0								
	2・4								

月／日	時間	経過記録	サイン	月／日	時間	経過記録	サイン
備考							

例

食事・水分チェック表

令和　　年　　月　　日　　曜日

利用者氏名	朝食	昼食	夕食	水分					
	主食／副食	主食／副食	主食／副食	朝食	10時	昼食	15時	夕食	計
	／	／	／						
	／	／	／						
	／	／	／						
	／	／	／						
	／	／	／						
	／	／	／						
	／	／	／						
	／	／	／						
	／	／	／						

Q 15　薬の管理のポイントは？

A ポイントは確認を確実にすることです。以下に注意点を挙げておきます。

・複数の目での確認

・セット時のミスの防止

・配薬，服薬時の確認

・誤薬の怖さの認識

・薬の収納場所は，鍵付きで，利用者の手が届かない所で保管

[解　説]

チェック表の活用

　　薬の管理は原則として看護師です。

　　しかし，1包化されたものであれば介護職員による服薬援助も可能であり，施設では配薬，服薬を介護職員に委ねているところも多く見られます。

　　最近は薬局が無料で与薬車を貸し出すケースや，薬剤師が来設して個別にセットしてくれるサービスなども増えています。

　　多忙な看護師にとって与薬のセットをする時間が省けることはとても助かります。しかし，任せきりはミスにつながりかねません。看護師も再度，確認することが必要です。そして，確認者がサインする「確認チェック表」を作成しておくとよいと思います。

　　「配薬，服薬チェック表」を作成することで，配薬，服薬に関しても「誰が行ったのか」も含めた重複確認になります。その場合は，分包されている薬の「氏名（フルネーム）」「日付」「朝，昼，夕，就寝時の時間帯」を確認し，与薬します。これは「薬」に対する「責任意識」を持つことにつながります。忙しいからと言って，慣れでテーブルに薬を置いてまわり，隣りの席の利用者が誤って服用されたというケースを耳にすることもあります。

薬の知識

　　「何の薬なのか」「どうして食前薬なのか」などの作用や用法などについて，介護職員もある程度の理解は必要です。そこで看護師の役割としては，申し送り時などで「なんの薬で，どうしてこの薬が出ているのか，薬効は……」など介護職員に情報を伝えることです。

　　介護職員の中には，ただ単に配薬さえすればよいと思っている人もいるかもしれません。情報をきちんと伝え，介護職員も服薬の重要性を認識することで事故防止につながります。

　　例えば，「○○さんは浮腫が強く△△という薬が出ました。これは利尿剤で尿量が多くなりますので朝の服薬になります。排尿の状態も見てください」「××さんは以前脳梗塞を起こされ再発予防のために◇◇という薬が出ています。血液をサラサラにして血栓予防をする薬です。納豆など禁止されている食べ物もあるので注意してください」といった情報です

　　介護職員にわかりやすい言葉で具体的に説明することで理解を深めてもらう

ことになります。介護職員からは「これは何の薬ですか」と反対に質問がくるようになるのではないでしょうか。

薬の管理

　同時に誤薬することで起こりうるリスクに対しての意識も高まると思います。薬の管理は看護師の役割ですが，介護職員も同時に管理しているという認識を看護師は持たなくてはなりません。それが事故を防ぐことにもつながります。

　そして，薬は必ず施錠ができる場所に収納します。利用者の手が届くようなところに置きっぱなしにしないなど，薬の管理，保管は確実に行うことが重要です。

 例

薬剤管理チェック表

令和　　年　　月　　日　　曜日

利用者氏名	朝			昼			夕			就寝			点眼			
	看護確認	介護確認	服薬確認	看護確認	介護確認	服薬確認	看護確認	介護確認	服薬確認	看護確認	介護確認	服薬確認	10時	15時	18時	20時
													朝食前薬			
													夕食前薬			
													10時薬			
													15時薬			

Q16 皮膚ケアのポイントは？

A 高齢者は皮膚がもろく弱い状態にあります。加齢に伴って表皮と真皮は薄くなり，その下の皮下脂肪層も薄くなり，皮膚の全体的機能は低下します。

　そのため「高齢者の皮膚の特徴を知る」「皮膚の状態の変化を観察する（早期発見）」「皮膚の変化に対する反応を見る」「清潔を保つことで感染症予防につなげる」等がポイントです。

［解　説］

皮膚の観察

　高齢者は，皮膚の機能が低下することにより「皮膚がかさつく」「絆創膏の跡がかぶれる」「表皮剥離しやすい」「回復力が遅く時間がかかる」などさまざまな変化が見られます。

　また，血管がもろくなることから，ベッド柵にぶつかったときの少しの打ち身や衣類の摩擦などの小さな刺激でも，皮膚が損傷したり，内出血したりします。気づかないうちに皮膚が黒ずんだりしているのはこのためです。

　そして，皮膚は乾燥しやすく，「かゆみ」「落屑」が多く見られます。清拭や入浴後に軟膏塗布で皮膚に油分を補給し，かゆみを緩和させる処置を行います。

　そのためには日ごろの利用者個々の皮膚の状態を知っておくことです。オムツやパットの交換時，排泄介助時，寝衣や衣類の交換時，入浴時などケアの中で皮膚の観察ができる機会は多くあります。

皮膚の保清，ケア

　特に臥床時間が長い利用者は褥瘡になりやすく，皮膚の保清が大切です。

　発赤，湿疹，打ち身などの打撲による皮膚の色の変化など，看護師は介護職員からの報告を受けた場合は，それらに対しての処置や指示を迅速にすることで悪化を防ぐことにつなげます。もちろん，状態により必要性がある場合は主治医に報告し，指示に従って処置を行います。そして介護職員とそれらの情報を共有します。

　皮膚を清潔にするということは，高齢者のように皮膚の機能低下がある場合

は，いろいろな症状を軽減し，疾患の発生要因をなくすことにもつながります。皮膚の異常の早期発見，早期対応により悪化を防ぎ，改善に結びつくことを介護職員と一緒に再認識し，皮膚のケアに努めていく必要があります。

Q 17 排泄ケアのポイントは？

A 排泄ケアでは，以下の点などがポイントになります。

・利用者個々の排泄状況の把握
・個々に応じた排泄支援
・排泄に関する疾患の理解

［解　説］

排泄ケアの基本

「食事」「入浴」「排泄」は三大ケアとも言われています。入浴はリラックスすることにより括約筋の緊張が緩み，排泄しやすい状態になります。

まず，利用者本人が排泄をどこまでできるのかを把握し，個々に応じた支援が適切になされることが第一です。

例えば，排泄後の始末が自力で完全にできない場合は，拭き残しがないように担当者があとを綺麗にし，尿，便，失禁，汚染時にはすぐに対応することで清潔の保持につなげます。

ポータブル便器使用者には，本人がスムーズに移動できる位置に設置する，または介助にてスムーズに移乗できる位置に設置するなどの配慮が必要です。

観察のポイント

ストーマの場合は，パウチを外してストーマ周囲の皮膚の状態の観察をし，いつまでもパウチ内に便が溜まった状態にしないことです。そのためには排泄の間隔などの把握も必要になります。

ここで求められるおおまかな観察の要点として，
・尿の回数の増減

・尿の色や性状

・排泄の間隔

・残尿感や排尿時痛の有無

・便の回数，色，性状

などが挙げられます。利用者からの聞き取りはもちろんですが，職員の観察により健康状態が保たれることになります。

便秘の要因

排泄は毎日のケアの中でとても身近であり重要です。

例えば毎日排便がある利用者が便秘状態であればその原因を考えてみます。「食事量が少ない」からか，「加齢に伴ってのぜん動運動の低下によるもの」なのか，「腹圧をかける力が弱っている」のか，「水分量が少ない」からなのかなど，さまざまな要因を考えてみます。

たとえ便が1〜2個と少量であっても，利用者の中には「便が出た」と言う人もいます。認知症の方や確認しにくい利用者の場合は特に注意が必要です。

排泄に関係する疾患

排泄に関与される疾患があります。それらについても介護職員に知識を持ってもらうことが大切です。

そのひとつに「尿路感染」があります。オムツ，パットを汚染したまま長時間放置し，不潔な状態が続いた場合やバルンカテーテル留置により細菌感染を起こす場合があります。一般的に，下部尿路感染症は「膀胱炎」，上部尿路感染症は「腎盂腎炎」と言われています。そして「排尿時痛」「残尿感」「頻尿」「尿混濁」「血尿」などの症状があることを介護職員が知っていることで異常の早期発見につながります。

排泄支援加算が新設されたのも個々に応じた排泄支援（計画書作成，評価等）をすることで利用者の健康維持につなげていくという目的です。排泄は健康バロメーターであり，毎日のケアの中で大きな役割を占める重要な位置づけにあります。

例

排尿・排便チェック表

氏名		年		月		日	
	便 尿	便 尿	便 尿	便 尿	便 尿	便 尿	便 尿
6:00							
8:00							
10:00							
12:00							
14:00							
16:00							
18:00							
20:00							
22:00							
0:00							
2:00							
4:00							
6:00							
計 24Hの回数の合計							

Q18 疾患のリスクは何？

A 疾患に対するリスクとして，以下のことなどが挙げられます。

・命にかかわる
・施設では安全な生活が保てない（入院に至る）
・病気が悪化，急変する

［解　説］

認知症

　「2019年国民生活基礎調査」（厚生労働省）によると，介護が必要になった要因は，1位「認知症」（24.3％），2位「脳血管疾患」（19.2％），3位「関節疾患」（18.9％），4位「高齢による衰弱」（16.1％）となっています。ほかにも，糖尿病や心疾患，呼吸器疾患，メタボリックシンドロームなど，数多くの要因が挙げられます。

　認知症に関しては飲み薬や貼り薬などが近年開発されてきていますが，ひと言で認知症と言っても「アルツハイマー病」「血管性認知症」「レビー小体型認知症」「前頭葉側頭葉変性症」に大別され，個々症状の違いがあります。特徴を知り，それを理解しておかないと，訴えが定かでない方の事故につながったりします。また，ふだんから血圧の高いなどの既往症の把握が十分でないと，脳出血など血管障害を発生し，緊急搬送で入院に至ったり，命にかかわったりすることにもなりかねません。

転倒，骨折

　施設で多く起こることに「誤嚥性肺炎」「転倒による骨折」があります。高齢になると身体機能，臓器の機能，免疫機能，細胞の機能（細胞の老化や減少）の低下が見られます。

　また，身体全体の水分量の低下，食事量の減少などによる低栄養，さらにホルモンのバランスがうまくいかなくなったりする（特に女性）ことで，骨量や筋肉量の低下が見られ，転倒のリスクが高くなり，骨折して入院に至る場合もあります。

摂食に関しても，嚥下機能の低下から，気管に食べ物が入ってもむせるなどの症状が見られず，職員も気づかないまま介助を続けるという経験はあるのではないでしょうか。

ある日突然熱発し，検査の結果「肺炎」だったことがわかり，入院になることもあります。神経系（パーキンソン他），心疾患，呼吸器疾患，糖尿病……等，ほかにもさまざまな疾患があります。

どの疾患も高齢者にとって多く見られ，命にもかかわるものですが，全体的に言えることは疾患に対しての知識を持ち，予測されるリスクに対して日ごろからきちんと対応していくことです。そして介護職員にもそのリスクを認識してもらうことだと思います。利用者の方々が施設において元気で生活を継続していくために，個々が抱えている疾患の把握は大切です。

Q19 職員の健康管理で必要なことは？

A 利用者の日常生活が潤い，円滑に過ごしていただけるためには，まず職員自身が健康でなければいけません。

一般的に「職員の健康診断」は「年1回（夜勤者は年2回）」行わなければいけないようになっています。

［解　説］

真の健康とは何か

ケアをする中で，腰痛などの健康上の心配があったり，自分の技術が伴わないと不安を持ったり，人間関係で悩んだり，いくつものストレスを抱えている職員も多いのではないでしょうか。

職員が心身ともに健康であってこそ利用者が望み，望まれるサービス提供ができると思います。十分な休息や睡眠は取れているでしょうか。

ストレスをいかに解消させるか，悩み等をどのように解決していけるか，それらは個々の問題ですが，職場環境も大きな要因であると言えます。

体調不良のときは気軽に上司に伝えることができ，悩みも共有しやすい環境

を作ることは大切です。仕事にやりがいを感じられ，雰囲気がよく，仲間づくりもしやすい職場であれば，精神的苦痛の軽減につながります。

　職員間において，表情や活気などがいつもと違う人がいれば，それを察知し声かけをして，お互いに気遣う心遣いや，助け合う気持ちを持つだけで心は軽くなるものです。

　しかし，「健康診断のデータ上だけの健康」だけではなく「身体的にも精神的にも健康」であってこそ真の健康と言えます。

　利用者は職員の表情，態度など敏感に感じ取ります。職員の笑顔，言葉かけで元気になります。そのためにも自他ともに職員の健康管理は大切なことです。

Q20 ストレスチェック制度とは？

Ａ　ストレスチェックは，ストレスに関する質問票に労働者が記入し，それを集計・分析することで，自分のストレスがどのような状態にあるかを調べる簡単な検査です。

　労働者が50人以上いる事業所では2015年12月から毎年１回この検査をすべての労働者に対して実施することが「労働安全衛生法」の改正によって，義務づけられました（ただし，契約期間が１年未満の労働者や，労働時間が通常の労働者の所定労働時間の４分の３未満の短時間労働者は義務の対象外です）。

［解　説］

ストレスチェック制度の実際

　労働者が自分のストレスの状態を知ることで，ストレスをためすぎないように対処したり，ストレスが高い状態の場合は医師の面接を受けて助言もらったり，会社側に仕事の軽減などの措置を実施してもらったり，職場の改善につなげたりすることで，「うつ」などのメンタルヘルス不調を未然に防止するための仕組み（厚生労働省）です。

　詳しくは「ストレスチェック制度の実施手順」「職業性ストレス簡易調査票」その他，厚生労働省の資料（https://www.mhlw.go.jp/bunya/roudoukijun/anzeneisei12/index.html）を参照してください。

また，ストレスチェック票の内容を施設用に少し書き換え，ふだん行われている管理者とスタッフの面談時に使用して役立てているところもあるようです。

 例

面談シート

仕事に関して	そう思う	まあまあそう思う	思わない
1 仕事量が多い			
2 時間内に仕事が処理しきれない			
3 かなり神経を使う			
4 高度な知識，技術を要する仕事だと思う			
5 体力を要する			
6 自分のペースで仕事ができる			
7 自分で仕事の順番，やり方を変えることができる			
8 職場の仕事の方針に自分の意見を反映できる			
9 自分の技能，知識を仕事で発揮できない			
10 職場で意見の食い違いがある			
11 職場の雰囲気は良い			
12 職場の環境(騒音，照明，温度，換気等)に問題はない			
13 仕事の内容が自分に合ってる			
14 働きがいがある職場だと思っている			

自分自身の状態	そう思う	まあまあそう思う	思わない
1 活気がある			
2 元気いっぱい			
3 生き生きしている			
4 イライラしている			
5 怒りを感じている			
6 腹立たしい			
7 ひどく疲れる			
8 へとへと			
9 体がだるい			
10 気が張り詰めている			
11 不安な気持ち			
12 落ち着かない			
13 憂鬱			

		できる	あまりできない	全くできない
14	集中力に欠ける			
15	気分がすっきりしない			
16	仕事が手につかない			
17	めまいがする			
18	悲しい気持ちになる			
19	頭重感や頭痛がする			
20	肩こり，身体の節々が痛い			
21	目が疲れる			
22	食欲がない			
23	よく眠れない			
24	胃腸の調子が悪い			

人間関係		できる	あまりできない	全くできない
1	上司と気軽に話ができる			
2	同僚に気軽に話ができる			
3	家族，友人に気軽に話ができる			
4	困ったときに上司に頼りにできる			
5	困ったときに同僚に頼りにできる			
6	困ったときに家族，友人に頼りにできる			
7	上司は相談を聞いてくれる			
8	同僚は相談を聞いてくれる			
9	家族，友人は相談を聞いてくれる			
10	仕事に対して満足してる			
11	職員間の関係に満足してる			

3 介護職員とのかかわり

Q21 介護職員との連携で求められる役割は？

A お互いの信頼関係，コミュニケーションを図り話し合える雰囲気づくりをし，看護師は介護職員のよき相談相手，助言者となることです。

［解　説］

信頼関係の構築

介護職員に助言，アドバイスをすることで利用者の健康管理につなげます。施設では24時間介護職員が中心となって利用者の日常生活の援助にかかわり，看護師はその中で医療を担当すると同時に日常生活ケアにも携わり，生活そのものにかかわります。

看護師と介護職員との連携なくして利用者の生活支援は成り立ちません。お互いに意見を出し合い，お互いに歩み寄る姿勢が大切です。

「看護師が介護職員より上だ」と思っている人がいればそれは間違いです。看護師は介護職員が報告しやすい雰囲気づくり，相談しやすい雰囲気づくりをすることが大切です。

介護職員の中には看護師に対して思っていることを言えない人もいます。また，せっかく報告しても「こんなこともわからないの？」とか「こんなことは言われなくてもわかっている」など口にしたり，態度をとったりすると，介護職員も「もう何も言いたくない」「言ってもむだ」という気持ちになり，お互いの信頼関係は成り立ちません。

そして，それは利用者の不利益につながります。

医療的観点から

介護職員からの情報提供に耳を貸し，傾け，一緒に現場へ出向き，すぐに対応する，ともに行動することで信頼関係が生まれます。利用者一人ひとりの観察のポイント，ケアするうえでの留意点などに医療的視点から助言することで，

報告，連絡，相談の内容は濃く迅速になります。

　また，その際看護師は介護職員に対して「医学用語」「略語」を使わず，介護職員がわかりやすい言葉で説明することです。

　看護師間での方向性の統一も大事なことで，看護師によって意見の違いやケアの仕方，指示の違いがあると介護職員は戸惑います。これでは仕事がスムーズにいかないばかりか，利用者にとって安心して過ごせる環境とは言えません。

　介護職員にとって看護師は心強い存在であり，安心感をもたらす存在でもあります。お互いの信頼関係のもと頼られる看護師像が求められます。何でも話し合える雰囲気，仲間意識，そんな環境の職場であってこそお互いの連携がとれ，仕事もスムーズにいくのではないでしょうか。

　お互いに情報の共有，認識の統一を図ることで，施設において人数が少ない中での看護師の役割は大きなものと言えます。

Q22　病院を受診する際にしておくべきことは？

　Ⓐ　受診が決定した時点で受診に必要なものを準備しますが，個人ファイル，情報提供書など医療に関するものは看護師が，搬送前の更衣，オムツ交換など身支度においては介護職員が，受診に備えての役割を分担することで，迅速に受診をすることができます。

［解　説］

スムーズに進めるコツ

　利用者の状態により，介護職員だけが付き添う場合と，看護師の付き添いが必要な場合とがあると思います。

　その判断は看護師が行います。詳しい病状説明が必要な場合は看護師が同行すべきでしょうし，定期健診あるいは簡単な処置等の場合は介護職員が同行ということがあると思います。

　介護職員が同行する場合は必要に応じて，看護師が記入した「情報提供書」を持参してもらいます。ある程度の情報は同行する介護職員に看護師が説明をしておくなどの連携を図ります。

受診においてどうしてもわからないことなどある場合は病院から看護師に電話をしてもらうようにします。受診に関して準備するにあたり各々が役割分担することで受診もスムーズにいきます。また，利用者が何らかの理由で入院する場合は，看護師は「看護サマリー」(96頁)を書いて情報提供を行います。

保険証など必要なものの忘れがないか等，最終チェックは看護師が行うところが多いようです。

Q23 報告・連絡・相談がうまくいかないときは？

A 報告・連絡・相談(報連相)のポイントとして，以下のことが挙げられます。
・介護職員の苦手意識を理解する。
・介護職員に対して報告・連絡・相談の指導をする。
・報告・連絡・相談の確認用紙を工夫する。
・介護職員からの情報がどうして必要なのかをわかってもらう。

［解　説］

介護職員から情報をもらうには

利用者のケアなど，日常生活においては看護師，介護職員は協同で行っていますが，特に現場においては介護職員が主となって生活支援を行うことが多く，介護職員の役割は大きいと言えます。

高齢者の中には訴えを十分言えない人も多く，ふだんの状態との違い，変化に気づくことがその人の生命さえ左右されることにもなりますので，利用者とかかわる時間が多い介護職員から看護師への情報提供がいかに大切であるか，その必要性を伝えていくことが重要だと思います。

介護職員によっては経験の違いや認識の違い等から「何が重要なのか」「どのくらい重要なことなのか」「どのように報告したらよいのか」「どんなときに相談したらよいのか」など，緊急性の必要をよく理解できていない場合もあると思います。

看護師は介護職員に対して，そのつど具体的な観察の仕方，報告の仕方などを，上から目線ではなく思いやりの気持ちを持って指導していけば，報連相に

対しての理解が得られるのではないでしょうか。

　例えば，歩行時の「足の上がりがいつもより悪い」「体がいつもより右に傾いている」「ふらつきがある」とか，「いつもより話す言葉がはっきりしない」とか，「皮膚の色が全体的に黄色っぽく感じる」とかのいろいろな事例をもとに，観察の視点や「それらを報告しないとこんなことが起こる可能性がある」など，具体的に説明することで報連相の重要性が伝わる気がします。

事例から

　最近の事例ですが，朝ある利用者を訪室すると，顔色が少し黄染しているように感じ，全身を観察すると皮膚黄染が全身に見られました。それまで，介護職員がモーニングケア，食事介助等にかかわっていたにもかかわらず気づかなかったということです。受診後，胆囊炎で入院となりました。

　また，ある利用者が「痰がつまったようにゴロゴロいっている。息もしにくそうで顔色も悪い」と介護職員からの報告のもと看護師が吸引を行い，顔色，呼吸ともによくなり大事に至らなかったことがあります。これは介護職員の気づきのもとに，すぐに報告があった例です。

　このように，身近で起こった事例等をもとに指導していくとわかりやすく理解も深められると思います。

報連相のテクニック

　ひとつの方法として「報告・連絡・相談ノート」を作成するのもよいかと思います。

　日ごろから緊急を要すること以外のことも書いていくと，看護・介護職員全員が情報の把握ができ，意識の高揚につなげることにもなります。もちろん緊急性がある場合は口頭で伝え，後で記録するように指導します。

　口頭で報告する場合は「結果から先に，そして経過，内容，時系列に要点をまとめて」。相談は「前もって解決したい問題について自分なりに情報を整理し意見をまとめておく」というような指導も付け加えるとよりわかりやすいのではないでしょうか。

　「報告・連絡・相談」により利用者の安全を守るということを介護職員個々に応じた指導をすることで理解を深めることにつながります。

4 施設ケアマネジャーとのかかわり

Q 24 ## ケアマネジャーとの連携で求められる役割は？

A 主な役割として，以下のことが考えられます。

・毎日の利用者の状態把握，サービス提供のもと，医療からの視点での気づき
　を施設サービス計画書に反映させる。
・医療の視点から施設対応の有無判断のため，入所時の面談に同行する。
・施設サービス計画書立案時に看護師の視点から意見を述べる。

［解　説］

入所にあたって

　　入所の段階でケアマネジャーは，利用者のこれまでのライフスタイルや価値
観，家庭背景，周囲の環境，疾病，施設で望んでいる生活など多面にわたる情
報を踏まえて現時点でのアセスメントを行い，「その人が望む，その人らしい
生活」が過ごせるように「施設サービス計画書」を作成します。

　　入所にあたっての面接時には，利用者の状態によっては看護師も生活相談員
とともに同行し，医療面での視点から対応が可能かなどの判断，助言を行うこ
とも役割のひとつです。

　　疾患から予想されるリスクを把握することで，例えば，今後痰の吸引も頻回
に必要になってくる可能性が大きく，夜間は看護師不在で痰の吸引ができる介
護職員も少ないので対応は難しく，施設でなく療養型の病院のほうが適してい
るのではないか，などというような看護師としての意見が言えます。もちろん
現時点の状況での可否でもあり，絶対に無理と決めつけるということではあり
ません。

サービス内容に関して

　　入所するとケアマネジャーが施設サービス計画書を作成し，その計画書をも

とに，看護師，介護職員はサービスを行うことになります。

　そして，利用者の状態の変化，医療者としてかかわる中でサービス内容の中止，追加，変更など，気づきがあった時点でケアマネジャーに情報提供する必要があります。例えば，「最近浮腫が出てきたので水分量，排泄量のIN，OUTのチェックが必要」「痰が多くなり吸引が必要となった」などといった内容をサービス計画書に反映させますので，ケアマネジャーとの連携は欠かせません。

Q25 担当者会議での看護師の役割は？

A 担当者会議でケアマネジャーと情報交換する際には，医療面からのケアの評価や提案がポイントとなります。

［解　説］

医療面の助言

　担当者会議は，施設サービス計画書のサービス提供の内容の確認や，新たな課題など評価の目的で，看護師，介護職員，生活相談員，栄養士，機能訓練担当者，家族，医師などの関連者全員がそれぞれの立場からの意見を交換し，適切なサービスの提供がなされるために行われるものです。

　そこで，看護師は医療面からの評価，新たな課題を提言するということになります。例えば，バルーンカテーテル留置者の場合，尿路感染をしやすいということから，「水分量はどうなのか」「排泄時の清潔保持はできるのか」「尿漏れ等の観察」「尿の性状の変化，尿量の確認」などの評価をします。

　また「褥瘡が完治したので処置は中止し，その後のケアについて検討する」「片麻痺のため，腕を三角布で固定しているが，三角布が緩んで良肢位に保たれていないときがあるので，気づいたらきちんと結びなおしてほしい」などと課題の提言をします。

　状況の変化に伴って看護師の視点から，あらためて医療面での注意事項や気づきを情報提供し，情報の共有を図ります。サービス提供内容に追加，削除してもらうことで，利用者にとってよりよい施設サービス計画書の作成につなげることができます。

Q26 疾患や症状の知識をどう伝える？

Ⓐ 同じ疾患であっても個々の症状の違いがあります。一般的な高齢者の特徴や各々の疾患に対して起こりえる症状など，申し送り時にとどまらず随時，必要と思われるときに，具体的に看護師が説明していくことだと思います。

［解 説］

高齢者に特徴的な症状

まずは，一般的に言われている高齢者の特徴を再度理解してもらいます。

① 非定型的な症状である

例えば，一般的に風邪を引いたかなと思うときには頭痛，鼻水，発熱，咳などの症状で感じることができますが，このような症状が出ないこともあります。また，同じ症状でも個人差があり，症状も個々によって違いもあります。つまり教科書どおりではないとも言えます。発見が遅れると症状が重くなることもあります。

② 複数の疾患を持っている人が多い

眼科，内科，整形受診など，毎日のように病院通いしている方も少なくありません。

③ 慢性疾患が多い

④ 脱水になりやすい

トイレに何回も行くので水分を控える，特に寝る前はトイレへ行くからといって水分は取らない，などトイレを気にして水分量が減る傾向にあります。

⑤ 薬の副作用が出やすい

薬の量など成人と同じとは限りません。副作用も出やすくなります。

⑥ 回復に時間がかかる

身体的機能低下により免疫が低下し，病気にかかりやすかったり治りにくかったりします。

⑦ 骨量が少なく骨折しやすい

などなど，ほかにもたくさんありますが，これらを念頭に支援することを認識してもらいます。予測されるリスクを前提に，発病しないように予防することが大切です。

症状の説明

　疾患に伴う症状には「腹痛」「胸痛」「腰痛」「関節の痛み」「ふらつき」「しびれ」「食欲不振，低下」「便秘」「下痢」「息苦しさ，息切れ，動悸」「めまい」「浮腫」「発熱」「咳，痰」「かゆみ」「不眠」など，ほかにも多くあります。個々が抱えている疾患に対して，どうしてそのような症状が出ているのか，具体的に説明するとわかりやすいのではないでしょうか。

　また，高齢者は訴えを十分に伝えられないことや罹患していてもその症状が出ないこともあるということも付け加えておくと，より観察が必要だという意識も芽生えます。

　看護師は医療職なのですぐ理解できるかもしれませんが，介護職員，ケアマネジャーにとって疾患に対して不安な気持ちが強いと思います。

　質問を受けながら不明な点を一つひとつ説明し，理解してもらえたか確認をしていくことも大切です。説明したからわかってもらったのだろうと一人よがりにならず，理解できてないのではないかと感じたときには，そのつど説明をしていく必要があります。

　特に利用者の入所時にケアマネジャーは生活相談員からの情報を共有し，施設介護計画書を立案するので，疾患に関することや，予測されるリスクなども念頭に入れることが必要になっています。

生活相談員とのかかわり

Q27 生活相談員との連携で求められる役割は？

A 入所に関して医療的部分において施設で対応できる利用者なのかの判断を看護師の見解を生活相談員に伝えることです。

入所中の利用者で家族に状態報告をする場合は，医療的立場からの状態報告は看護師が行い，身の回りやほかのことに関しては生活相談員が行うなど，ある程度の役割を分担しているとお互いの連携も図りやすくなります。

［解　説］

健康に関する説明

主に入所されている利用者に対して，家族との窓口は生活相談員になりますが，健康面，いわゆる病気に関して家族へ伝えるのは看護師の役割だと思います。

熱発時あるいは急変時などは，状態の説明を具体的に伝える必要があります。状況により，生活相談員と看護師が連携をとり役割を担います。

利用者には，血糖値コントロールが難しい方や，IVHなどで輸液管理が必要な方などがいらっしゃいます。こうした医療的管理が必要で施設での受入れができない場合，看護師の観点からの意見は重要で，生活相談員との連携は不可欠なことになります。

Q28 施設に入居する際にしておくべきことは？

A 入所に際して，まず生活相談員が入所希望者と面接を行います。医療面の問題が多い利用者の場合は，看護師同伴のもと面接を行います。

そしてQ6で説明したように面接の結果を「入所判定基準」(27頁)に記載します。

看護師の役割

　点数化することで総合点を重視しますが，看護師はそこで身体的機能，病状の把握，疾患から予測されるリスク等，医療的観点からの意見を言うことになります。

　そのため，利用者の状況を踏まえて，状態によっては総合点にかかわらず順位が前後する場合もあります。もちろん，判定会議は看護師の意見だけが重視されるわけではなく，参加者個々の意見のもと決定されますが，疾患，病状に関しての意見は看護師の役割です。

　施設によっては入所時の判定会議の在り方はさまざまですが，入所が決まった時点で契約書を交わし，入所時に必要な物品の取り揃えや，もろもろの事項についての説明は生活相談員が行います。

　入所時，入所後には，生活相談員が窓口になり利用者，家族と連携を保ちます。

6 地域住民との連携

Q 29 地域・自治会との交流で必要なことは？

A 施設は地域と根強い交流のもとで成り立っています。
施設の行事や，地域・自治会の行事等にもできる限り参加し，お互いの交流を図るとともに協力体制を確立させることです。

［解　説］

地域との交流を図る

　施設の機能や特性を活かした介護教室，介護相談受付など，施設を開放して地域住民の方が気軽に来られるような体制づくりや，災害訓練などを地域住民と一緒に行うことで，密な連携を図れることになります。

　また，敬老会，運動会，入学式，卒業式など，自治会や民生委員，学校等との交流を深めることで連携の強化につながります。交流を図ることで施設を知ってもらうきっかけになります。

　介護施設を拠点として地域との絆が深まることで誰もが安心して生活できる地域づくりが築けていけると思います。そのためにも地域住民との連携は欠かせません。

Q 30 ボランティア受入れ時に注意することは？

A 各々の施設によっての決め事，つまりルールを守ってもらったうえでの受入れが大切です。

受入れのルール

　ボランティアや施設見学は，受入れ側のルールを守ってもらうことが大切なので，オリエンテーションをきちんと行うことが大切です。そしてそれらについて，誓約書を交わしておきます。

　また，虐待に値するような言動，態度，行動の禁止等は，受入れにあたってきちんと説明し，理解しておいてもらいます。本人が気づいていなくても虐待に値することは多く，トラブルを防ぐためにも理解していただくことが必要です。

　なお，受入れの際には，新型コロナウイルス等の感染防止対策を講じなければなりません。

7 主治医，協力病院

7 主治医，協力病院

Q31 主治医に報告するのはどんなとき？

A 主治医に報告しなければならないのは，以下のときなどが考えられます。

- 施設での看護師では利用者の状態変化に対応が困難と思われた場合の指示受け時
- 状態変化に対して看護師が対処できた場合でも，その経過・結果などの報告
- いつもの状態と違いを感じ，主治医の判断を仰ぎたい場合

［解　説］

報告をする意味

医師が常勤でない施設では，看護師の判断力により利用者の状態(症状等)が左右されることになります。ふだんから血圧の変動が見られる利用者の場合などに「血圧値が○○以上になった場合は○○の与薬を，それでも降圧しなければ報告を」などと事前の取り決めがなされていればスムーズに事が運びますが，後で(往診時など)主治医への報告は必要です。

看護師によっては「こんなことを報告すると，それくらい判断できないのか，と思われるのではないか」「これくらいのことは報告しなくてもよいのではないか」などと思い悩む場合もあるのではないでしょうか。しかし，「判断，対応に迷いがあり，自信が持てない」のであれば，主治医に報告し，指示を仰がないと手遅れになる場合があり，状態悪化につながってしまいます。

「主治医に報告する」ことは，利用者の健康を守ることです。利用者にとって，苦痛の軽減，悪化の防止，他の疾患の併発防止，早い回復力につながります。

介護職員の気づきを大切に

「○○℃以上の熱発時に対して事前に与薬の指示をもらっていて，その対応

で解熱し状態も落ち着いた……」こうした場合もその経緯を報告することで主治医はその利用者の把握につながります。

　また，現時点では特別な変化が見られなくても，「肺の雑音が気になる」「喘鳴が気になる」と感じたときは，「もしかしたら肺炎を起こしているのではないか」「胸部レントゲンを撮っておいたほうがよいのではないか」などの判断のもと，主治医に報告することで大事に至らない場合もありえます。

　これは介護職員の気づきと看護師の判断がよかったことで大事に至らなかった事例ですが，介護職員が食事介助を行っている場面で「嚥下状態がいつもより悪い気がする」「元気がない」「口の開き具合がいつもより悪い」「何か気になる」と感じ，食事を中止し看護師へ報告，看護師がバイタルに異常がないことを主治医へ報告，すぐに受診したところ，検査で軽い脳梗塞が見つかり，入院となったことがあります。

報告例

　報告の仕方は「5W2H」で相手に状態がきちんと伝わるようにします。具体例をひとつ紹介しておきます。

　「○時○分にA氏の部屋へ介護職員が訪室したところ，ドア側に頭を向け横向きの状態で床に横たわっているのを発見しました。出血はなく，前額部に2cmの発赤があり，他に外傷はなく手足の動きも正常で，前額部の痛みの訴えのみあります。バイタルはKT＝36.4℃，P＝88回／分，BP＝164／84mmHg，SpO$_2$＝95％で，ふだんの血圧は140／76mmHgなので少し高いようですが嘔気，頭痛などなく意識も明瞭です。

　現在前額部を冷やしています。トイレへ行こうとして足がもつれて転倒されたようです。10分くらい前にフロアから自室に戻られたようですので時間的にはあまり経過していないと思います。

　受診したほうがよろしければ今からそちらへお連れしますが，いかがいたしましょうか。」

　このように報告すれば主治医にも内容がきちんと伝わり，指示に従っての行動がとれます。

　「報告」は「何かが起こったとき」「いつもと違うと感じたとき」など，いろいろな場面で必要です。

Q 32 主治医との連携で配慮しておくことは？

A ふだんから主治医と看護師の信頼関係を築いておくことが大切だと思います。また，連携体制の構築をしておくことです。

［解　説］

医師の状況

老人保健施設では日勤帯は医師が常勤しており，利用者の異変時等で素早い対応ができますが，特別養護老人ホーム等では医師が在駐せず，嘱託医として週に1～2回または必要時に往診という形をとっています。往診があるまでの間は看護師，介護職員が利用者の状態を把握し，変化や指示を仰ぎたい場合や，受診の必要性を感じた場合は，主治医に報告，連絡するというのが一般的な流れです。

例えば，「A氏の浮腫に注意しておくように」と指示があった場合，与薬の結果や，次の往診日時までの間の浮腫の状態（程度，範囲，痛みの有無等）がどうだったのかなどを報告するシステムづくりをしておくことが大切です。

Q 33 協力病院との連携で配慮しておくことは？

A 日ごろから協力病院とのコンタクトをとっておくことが大切です。
また，主治医の判断のもと受診するわけですから，主治医の紹介状は必要です。状態によっては主治医から協力病院に連絡していただくという流れになります。
施設看護師が独断で協力病院へ連絡し受診することはありえません。

［解　説］

看護サマリーの活用

協力病院に対して，主治医と看護師は密に連絡が取れるようにし，急な受診時には必ず主治医から病院へ連絡，紹介状を書いてもらうという流れだとスムーズにいきます。

また，定期的に協力病院に受診している場合は，情報提供表を持参することで，病院側も利用者の状態を把握しやすくなります。もちろん状態によっては，看護師が同行して説明することが必要です。

　入院中にも利用者の様子を聞くなど，ふだんから協力病院とは意思疎通を図ることで連携もスムーズにいくと思います。

　また，利用者が入院する場合，看護師は「看護サマリー」を書いて情報提供します。

看護サマリー

（フリガナ）					
氏名			男・女　M・T・S　　年　　月　　日		
住所					
主治医		医療保険	後期高齢者医療・国民健康保険・原爆・生活保護		
		要介護度	要介護		

既往歴	服薬

搬送前の状態・経過（時系列で記入）

体重　　　　kg　　身長　　　　　cm

緊急連絡先		家族構成

日常生活動作状況	食事		身体状況	視力	
				聴力	
				意思疎通	
				麻痺	
				拘縮	
				褥瘡	
	入浴	自分で可・一部介助・全介助・最終入浴（　／　）		浮腫	
	歩行	自分で可・一部介助・全介助		痛みの訴え	
	立位	自分で可・一部介助・全介助		認知度の症状	
	座位	自分で可・一部介助・全介助		興奮	
	寝返り	自分で可・一部介助・全介助		睡眠	

排泄	排泄動作：自立・一部介助・全介助	
	尿意（有・無）　便意（有・無）　本人からの訴え（有・無）	
	トイレ・ポータブルトイレ（昼・夜・昼夜）・オムツ・リハビリパンツ・布パンツ	特別養護老人ホーム
		TEL：
	排便ペース（緩下剤）	
		記録日　　年　　月　　日
	最終排便（　／　）	記録者

8 栄養士とのかかわり

Q34 嚥下困難がある入所者に注意することは？

A 利用者の嚥下困難の程度状態の把握をし，栄養士と相談のうえで本人に合った食事形態にし，摂取しやすい工夫をします。
また，食事中の姿勢を考慮することも大切です。

［解　説］

誤嚥の原因

「嚥下障害」とは皆さんご存じのとおり，むせ込みが起こるなど飲み込みが上手にできない状態です。加齢とともに咀嚼，嚥下に必要な筋力が衰えて起こる場合や，うつ病や身体疾患が原因で食べ物をのどに詰まらせる場合があり，窒息などの事故が起こってしまうこともあります。

食事中のむせや，食べ物や水分の摂取時の誤嚥が，高齢者の「誤嚥性肺炎」の頻度が高い一番の原因と言われています。気管に入った唾液や食べ物に含まれる細菌が肺で炎症を起こし，激しい咳や熱が出たりします。

看護師，介護職員の情報のもと，栄養士は摂取状態を確認し，トロミ剤を作ったり，きざみ食にしたり，ミキサー食にしたりします。利用者がスムーズに嚥下できるような助言，工夫など，看護師や介護職員と連携を取っていくことが必要です。

食事時の姿勢

食事時の姿勢については，自力で座位が保てる場合は深く腰掛け，足が床にしっかりとつき，膝も90度に曲がるくらいの姿勢にします。軽い前傾姿勢でテーブルに腕を載せた場合，背中や頭の後ろなどにクッションを置くなどで，姿勢が保てるような工夫もします。

車椅子を使用している場合も基本的には足は床へ着けますが，フットレストに足を乗せた状態で食事をしてもらうことも多いのではないでしょうか。足

が宙ぶらりんだと落ち着いて食事ができず（集中できず）食事量も減ることがあります。

　リクライニング車椅子での食事は45〜80度くらいですが，利用者の希望がわからない場合は，嚥下状態を見ながら角度を決めるとよいと思います。本来は90度近くにするのが理想です。また，足はフットレストにきちんと乗せ，クッション等を利用して姿勢を保てるようにします。

　ベッドの場合も本人の嚥下状態に合わせて45〜80度くらいにし，膝は軽く曲げクッション等で姿勢を保つようにするとよいと思います。

　看護師，介護職員，ケアマネジャー，生活相談員は，主治医，栄養士と密な連携により利用者に合わせた食事形態，また正しい姿勢で食事をすることで十分な栄養が摂れ，誤嚥防止に努めます。

Q35　食事量が少ない入所者に注意することは？

A　どうして食事量が少ないのか，その原因を探ることが大切です。そして食事時の観察を行い，食事量のチェック等，食事量が少ない利用者個々の原因をまとめ，栄養士をはじめ関連職員とともに適切な食事量となるように検討していく必要があります。

［解　説］

食事量低下の原因

　高齢になると，一般的に食事量が低下する傾向にありますが，それは個人差もあり，原因もさまざまです。

　咀嚼力が低下して消化酵素の分泌が減ることによりお腹が空きにくくなったり，唾液が減少することで消化が進みにくくなったり，また，活動量が低下するため空腹感がなく食欲がなくなる，味覚の変化により好みが変わり食欲がなくなる，などが考えられます。ほかにも，歯が痛い，義歯が合わずに噛み合わせが悪い，メニューに好きなものが少ない，便秘で食欲がない，食べると下痢するかもしれないという不安感から食べたくない，大勢の人と食べたくない，味が合わない，食事量が多すぎて食べたくないなど，いろいろな要因があります。

しかし，食事量が少ないことにより，低栄養，体力の低下，食材に含まれる水分摂取量の減少，病気に罹患しやすい等，悪影響を及ぼします。

食事時の工夫

食事が少ない利用者の中に「食べ方に偏りがある」という人がいました。一つの皿の副菜を食べてしまうと他の皿に載せられている料理に手をつけないのです。そこで，栄養士と相談し，ワンプレートへ変更してすべての料理を一つの皿へ盛り付けてみると，全部食べられるようになりました。

食器の工夫も大切な要因です。スプーンですくいやすい食器に替えることで，食べやすくなり，食事量も増えることにつながります。深めの傾斜がある食器等，利用者の状態に合わせた食器選び，スプーン選びなどで改善される場合もあります。

食事量が少ないと低栄養になり，免疫力の低下や筋力の低下をきたし，そして寝たきりの状態にもつながりかねません。

感染症になりやすい，現在の疾患が憎悪する，褥瘡ができやすい，転倒しやすくなる，などなど，低栄養のリスクを念頭に，食事量をいかに増やせるかを考え，対応していく必要があります。そのためにも栄養士との連携は欠かせません。

Q36 食事形態はどのようにして決める？

A 最初は入所前の情報および入所時のアセスメントにより判断し，食事形態を決定します。

入所後は利用者の健康状態，嚥下状態，噛み合わせ状態等，食事摂取状況の観察により利用者に合った形態を栄養士と相談のうえで決めていきます。

[解　説]

嚥下状態と食事摂取

一般的には入所時に「嚥下障害の有無」「歯（義歯を含む）の噛み合わせ等の不都合の有無」「咀嚼の状態」等，本人の状態に合わせて食事形態が決められます。

しかし，利用者の全身状態や口腔内の変化，あるいは食事摂取量変化などから栄養士，医師または歯科医師と食種および形態を決めていくことになります。

　ひとつの事例を紹介します。

　「きざみ食」の利用者の食事量が少なく，原因もなかなかわからずにいたところ，ある日，他の利用者の普通食の副食を見て食べたそうな表情が見られました。そこで，もしかしたら「もう少し形がわかるものにすればよいのかも」と「荒きざみ」を試みたところ，食べ物の形がわかることでおいしそうに見えたのか，嚥下障害はあるにもかかわらず食べられたのです。

　もちろん，嚥下状態を見ながらの介助ですが，結局，食材の形が少しわかるものが食べたかったのだということがわかりました。

　利用者の体重減少は食事摂取がうまくいっていないのではないか，いつごろからどれくらいの体重減少なのか，疾患が関与していないのか，そして食事形態は適切なのかなど，医師や栄養士と検討する必要があり，その結果食事形態の変更がなされる場合があります。

　このように状況に応じ食事形態が決められることがほとんどです。

9 口腔ケア

Q37 歯科医師との連携で配慮しておくことは？

A 利用者が個々でかかりつけ医がある場合は定期的に歯科医師の往診がありますが，一般的には施設が歯科医師と業務委託契約書を交わし，その歯科医師が定期的な往診を行います。そこで得られた内容，指示，留意点などを，看護師は介護職員へ伝える役割を担います。

［解　説］

歯科医師の役割

　食事量が減っている，食べているときに歯の痛みがある，噛み合わせが悪いのではないか，といった本人の訴えや観察により，歯や歯茎等にトラブルがあるのではないかと思われる場合，看護師は歯科医師へ報告などの対応をします。

　「口から物を食べる」という行為は高齢者にとっても，とても重要なことです。食べることは「楽しみ」でもあります。そのためにも看護師は歯科医師との連携をとり，コミュニケーションを十分に図ることが大切です。

Q38 歯科衛生士との連携で配慮しておくことは？

A 最近は施設に歯科衛生士が常勤しているところも増えてきています。常勤でない場合は，歯科医師往診時に同行するなどをして施設との連携をとっています。

　歯科衛生士は歯科医師と協力しあって，利用者個々に合わせた口腔ケアの方針を看護師，介護職員へ伝え，施設ではそれに基づいた口腔ケアを行っています。

[解　説]

歯科衛生士の役割

　　歯科衛生士による利用者のアセスメントにより，個々に合わせた計画書が立案されます。

　　口腔ケアは「誤嚥性肺炎予防」「口腔内機能の向上」につながり，口臭予防や口腔内の清潔を保つ目的もあります。専門的観点からの口腔ケアにより，利用者がいつまでもおいしく食べていくことができる等，どのような効果があるかということを知ることで，看護師，介護職員のモチベーションの向上にもなります。

　　歯科衛生士を中心に看護師や介護職員，そして関連する職種との連携のもと，口腔ケアをはじめ口腔機能を高める体操，摂取トレーニング等を取り入れて利用者がおいしく楽しみを持って食事ができるようにします。

Q39 義歯ケアのポイントは？

（A）義歯は丁寧に扱い，十分に洗浄する必要があります。

[解　説]

義歯の洗浄

　　義歯は丁寧に扱わないと破損することがあります。

　　使い捨て手袋を使用し，ゆっくりと丁寧に義歯を取り外し洗浄します。部分義歯の場合は，歯に引っ掛ける金具（クラスプ）があるので無理に引っ張って外そうとしてはいけません。特にクラスプは汚れやすいので丁寧に洗います。義歯の洗浄が不十分だと歯茎が腫れたり炎症を起こしたり，また口臭の原因になります。

　　歯磨き粉に関して，ふだん使用しているものには研磨剤が入っているので，義歯には専用の研磨剤が入っていないものを使用し，義歯専用の歯ブラシで強くこすらず丁寧に洗います。

　　歯がない部分は，柔らかいブラシやスポンジ等で清拭します。

義歯の保管

うっかり洗面台に落としたりすると割れる可能性もあります。

義歯を保管する場合は，水かぬるま湯を入れたコップあるいは専用の容器を使います。熱湯だと変形したり割れたりする可能性があります。最近は洗浄剤等が出回っていて，保管容器の水にそれを入れて保管しているところもあるようです。

また，ティッシュペーパーへ包んでごみと間違って捨ててしまったという話をよく耳にします。理解力に欠ける利用者の場合は，保管時には手が届かない場所へ置くなどの注意が必要です。

しっかりと噛んで，おいしく食事をするためには，義歯はとても大切なものだということを念頭に口腔ケアを行います。

Q40 口腔ケアを拒否されるときは？

A どうして口腔ケアを拒否されるのだろうかと，その原因を探ることです。そして，どのようにすればスムーズに口腔ケアができるのか，その方法を考えることが大切です。

なかなか口を開けず，無理して口を開け，指を入れたり歯ブラシを入れたりすると，噛むという行為に至り，介助側が怪我をしたり，利用者本人も硬い歯ブラシにより口の中を傷つけてしまったり，という事態も起こりえます。

［解　説］

拒否の原因

拒否の原因として考えられることは，
・顔や口を触られることが嫌
・何をされるのだろう，何をしようとしているのだろうという怖さや不安感
・口の中へ何かを入れられるのが嫌（または歯ブラシという認識がない）
・口の中を見られるのが嫌
・今は口を開けたくはない
・ビニール手袋の感触が嫌

などです。これら以外にも各々の理由があるのかもしれません。

　理由がはっきりすれば，その解決をすることで拒否もなくなる可能性があります。

　利用者が心を開いてくれるようにうまく誘導する，もしくは利用者の気持ちがリラックスする時間を作ってあげるなど，介護する側も心のゆとりを持つことが必要ではないかと思います。

スムーズな口腔ケアのために

具体的には，
・利用者の気持ちを大事に配慮する気持ちを持つ。
・「今日の食事はどうでしたか？」「おいしかったですか？」「何が一番おいしかったですか？」などと食事の話や雑談をしながら手や身体へ触れ，リラックスした雰囲気を作る。
・歯ブラシは何をするものかをわかってもらう。例えば，レクリエーション等で歯ブラシを使って音楽に合わせて口の体操をすることで歯ブラシに慣れてもらう。
・手袋をすることに対して「手に付いているばい菌が口の中に入ったらいけないので手袋をさせてもらいますね」とあらかじめ断っておく。
・「口の中をきれいにしましょうか」と伝えても拒否が見られたら時間をおいて再度挑戦してみる。
など，決して無理矢理に強制的に行うべきではありません。

　時間を空けると落ち着かれていてスムーズにいくこともあります。

　また，周りに協力してくれるスタッフがいれば本人の気持ちがリラックスできるように協力してもらうことも効果的かもしれません。

　本人が納得していないで行うと「嫌なことをされた」という印象が残り，ますます拒否が強くなることも考えられます。

Q41 経管栄養でも口腔ケアは必要？

Ⓐ　加齢によって唾液の分泌量が減少し，唾液の役割である自浄作用が低下するため，口腔内に雑菌が繁殖しやすくなります。そして唾液を誤嚥す

ると気管に入り肺炎を起こす誘因にもなります。

　口から食事を摂らないから口腔ケアは必要ないというのは間違った考えです。

［解　説］

食事をしなくても口腔ケア

　唾液の減少により，口腔内が乾燥しやすくなり（ドライマウス），唾液の役割である自浄作用も少なくなります。また，加齢により歯茎が下がり，虫歯や歯周病のもとになります。これらが進行すると口臭の原因にもなります。

　口の中を清潔にすることは，気持ちをさっぱりし，爽快感を与えてくれます。また，細菌の繁殖を防ぐことになるので，たとえ口から食事をしなくても，口腔ケアは大切なケアという認識を持つことだと思います。

10 信頼関係の構築

Q42 入所者と信頼関係を築くには？

A 利用者は高齢でしかも認知症の方も多く、信頼関係を得ることは容易ではありません。今まで生きてこられ、いろいろな経験を経てこられたことに対して「尊厳」を持つのは当然のことです。

どういう職業に携わられてこられたのか、何を大切にされているのか、趣味や特技は何なのかなど、まずは常に相手に関心を持ち、その方を知ることです。

また、利用者が今、困っていることがあれば後回しにしないで一緒に解決していきます。つまり、思いやりの心、相手の立場に立つ気持ちを持ち、相手に合わせた会話をすることです。

相手の警戒心を解くことができれば、「この人なら私のことをわかってくれる」と、信じられ、頼られ、お互いの信頼関係が得られると思います。

特に、認知症の方は「この人が誰なのかわからない」という状況でも「この人は優しい」「自分に親切な人」ということはわかっています。

［解　説］

気持ちを伝える

関心を持つことで今まで気づかなかったことの発見があり、それをきっかけに話しかけ話題にすることで、利用者に安心感が芽生えるということもあります。

「私も○○町で育ったのですよ。一緒ですね」「私の趣味は◇◇です」など、親しみを持って話しかけると、心が打ち解けてくることもあります。つまり、「自分自身を知ってもらう」ことです。

利用者が興味あること、喜ぶこと、不安に思っていることなど、利用者の話を引き出し、触れ合うことで、「この人は私のことを思ってくれる」と感じてもらうことができれば、「この人と話すと楽しい」という気持ちから、心を開いてくれるかもしれません。

会話が噛み合わなくても優しい表情で目をみつめて、じっくりと話を聞いて

あげることです。

　「私はあなたのよき相談相手で，安心してなんでも言ってください」という気持ちが，相手に伝わることが大切だと思います。

　業務に追われ対応が表面だけになっていると，相手にはそれが伝わります。そして，信頼関係は成立しません。

園児，児童に学ぶ

　施設によっては，幼稚園児や小学生が訪問し，利用者との交流を図っているところもあります。そのときの利用者の笑顔には驚かされます。

　ふだんあまり笑顔が見られない利用者も，満面の笑顔いっぱいで，こんな表情ができるのだ，とあらためて思い知らされることがあります。

　園児，児童は，純粋で無邪気な心で，何の駆け引きもなく利用者に接します。心からの優しさが伝わることで，利用者は心が解放され，警戒心もなく心を開いて接することができるのだと思います。

　このような気持ちで職員も接していけばお互いの信頼関係が得られるのではないでしょうか。

Q43 家族と信頼関係を築くには？

A　家族に寄り添う気持ちを持って接すること，不満や苦情がある場合は即，解決に向けての動きをすることです。

　職員の動き，言葉遣い，言葉かけ等々ご家族はよく見られています。

　また，ふだんから，利用者の状態，状況の報告を密に行い，家族の相談相手になるなど，家族の気持ちを理解することが信頼関係の構築につながります。

［解　説］

来設されたとき

　「おはようございます。外は暑かったでしょう」「お忙しいのにいらしてくださってありがとうございます」「暑い中おいでくださって遠方から大変だったでしょう」など，来設に関してお礼の気持ちを表すと，ご家族の気持ちも和ま

れると思います。

利用者の状況を説明するとき

　「お変わりなかったですよ」ではなく，「お食事もほとんど全部食べられていますし，レクリエーションにも元気に参加されていますよ」「相変わらず腰痛の訴えをときどきなさっていますが，以前に比べて軽くはなられています。主治医より痛み止めが処方され，湿布で様子を見てくださいとのことですので，もう少し様子を見ていきます」など，具体的にわかりやすく家族に説明すると，ふだんの様子を気にかけられているご家族にとって安心感につながります。

　また「バイタルは正常値です」ではなく，「体温，脈拍，血圧，呼吸に異常ありません」と，相手にわかる言葉で説明することが大切です。「バイタル」という言葉は一般の人にはわかりません。同じように，「褥瘡」は「床ずれ」と，わかりやすい言葉に言い換えます。

　毎日の変化が見られない場合でも，必ず様子を伝えるようにします。遠方で，めったに来られないご家族には，定期的に利用者の様子を電話などで伝えることも，お互いの信頼関係につながります。

交流に関して

　敬老会，夏祭り，誕生会等々，施設によっていろいろな催し事が行われていると思います。

　そのときに，ご家族に文章で案内状を送付することで，ふだんなかなか来所できないご家族にも，来ていただける機会になります。ご家族と利用者，そして職員との交流を図る機会にもなります。

家族について

　ご家族自身も，利用者のこと，自分の家族のこと，自身の体調のこと等々，いろいろなストレスを抱えておられる方がいらっしゃると思います。

　会話の中でそれらを読み取り，ご家族の話し相手，相談相手になることも大切です。家族の体調不良や精神的負担を少しでも軽減につなげられるように，声かけや話しかけが必要だと思います。

　日ごろからのかかわりの中からご家族との信頼関係を得ることだと思いま

す。

　質の高いサービスを提供するためには，ご家族との良好な関係が欠かせません。

Q44　職員間で信頼関係を築くには？

　Ⓐ　施設の職場環境では，看護師，介護職員，相談員，ケアマネジャーなど，多職種が各々の立場で協力しあって仕事をしています。そのため各々の立場に立っての仕事内容の理解が必要です。

　看護師が医療的展開から病気の治療ばかりに力を入れていると，利用者の生活の支援に重きを置いて働いている介護職員と方向性が噛み合わず，そこにズレが生じ，良い関係は生まれません。

　忙しい業務の中でこそ「チームケア」という意識を持つことでお互いの信頼関係を築き，利用者によりよいサービスの提供，最善の支援ができます。

[解　説]

看護師と介護職員

　他関連職種との連携のためには，お互いの信頼関係が成り立つことが前提ですが，看護師は特に介護職員との信頼関係が築けていなければ，利用者に適切な支援，援助の提供はできません。

　例えば，仕事にミスが生じたとき，看護師が介護職員に対して「こんなこともわからないなんて」とか「前にも言ってたのにちっともわかっていない」というようなことを言ったり，反対に介護職員が看護師に「看護師なのにこんなこともわからない」とか「指示ばかりして説明もしない」などと言って，お互いにかばい合う，協力し合う気持ちがなければ信頼関係は成り立ちません。

　看護師は介護職員に対して指示をするだけではなく，利用者の変化，留意点など，看護師としての気づきを説明，助言することが必要です。

　また，介護職員も生活支援をする中での気づきを看護師に伝えるなど，お互いの立場，役割を理解し，同じ方針，方向性を持つことが大切です。仕事に対して各々が自信を持ち，情報の共有をしていくことで，お互いの信頼関係が芽えると思います。

信頼関係構築の方策

　各々の性格を知り，その人の良さを見出し，お互いにかばい合い，助け合う気持ちが伝われば，自然とそこに信頼関係ができます。

　具体的には，コールが鳴ったときに「○○さんお願い」とか「私が行きます」など，お互いに声かけと行動をし，便失禁によるシーツや衣類の汚染で1人での対応が困難なときには，「私も手伝います」など一緒に行うなどで，こうした行為が職員同士の信頼関係の構築につながる近道かもしれません。

　施設によっては，職員間の交流を図る目的も兼ねて，レクリエーション，新年会，忘年会，慰安旅行等々いろいろと催しがあると思います。ふだん話す機会が少ない職員との会話が，気分転換も兼ねた職員間のコミュニケーションを図る機会になります。

　それらがきっかけとなって職員間のお互いの信頼関係につながることもあるのではないでしょうか。

11 認知症入所者への対応

Q45 帰宅願望が強い入所者への対応は？

A 「どうして帰りたいのか」その原因，目的を知ることが大切です。

行動そのものを「問題」と捉え，行動自体を抑制したり，要求を拒否したりしないことです。帰りたいという欲求に「ダメ」という態度を示したり，説得しようしたりするのもよくありません。

症状が出やすい時間帯は夕方に多く「夕暮れ症候群」と呼ばれています。

中核症状の見当識障害や記憶障害が要因とも言われています。

[解　説]

早く帰りたい

帰宅願望がある場合は，まず「どうしましたか」「どこに行かれますか」と，本人の気持ちを無視せず優しく声をかけます。

「どうしてここにいるのかわからない」などと，とても不安な気持ちを持っているということを理解しなければいけません。

帰りたいという目的はさまざまで，もしかしたら「ここは私がいる場所ではない。早く帰らなくては」と，不安な気持ちを持っているかもしれません。「子どもが帰ってくる時間だから家にいないといけない」「夕食の準備をしないといけない」などなど，利用者にとっては大事な理由，目的があるはずです。

例えば「子どものお迎えに行かないといけない」と言われたとき，「今日は代わりに○○さんがお迎えに行ってくださるそうですよ。だから今日のお迎えは行かなくてもよいと言われていました」といったように安心感を与える会話をすることで，納得し，落ち着かれることもあります。

環境の違いから，なじみのある家，生まれ育った故郷に帰りたいと言われているのかもしれません。

そのようなときは，一時的に適当な言葉を言うのではなく，一緒に外へ出て周囲を散歩したり，施設内の違う場所に一緒に行ったりして，気分を変えることにより落ち着かれることもあります。

職員の言動で変わる利用者の行動

　利用者各々の目的，理由の違いはありますが，「寄り添う気持ち」「相談に乗りますよという態度」そして「笑顔での対応」，これらの気持ちが相手に伝わると，心を開き，その理由なども話してくれるかもしれません。

　認知症の方は「この人が誰なのかはわからない。でも相手の表情で，この人は優しい，私に親切にしてくれる」と，判断すると言われています。

　職員の言動，表情，声のトーンや抑揚などで，利用者の気持ちがどのようにでも変化するということを常に頭においておく自覚が必要です。と，同時に本人にとって居心地がよい環境を作ってあげるという配慮が必要です。

Q46 オムツ外しをする入所者への対応は？

A 自分でオムツを体験してみた職員は何名いるでしょうか。オムツの肌触りは決してよいとは言えません。

　もちろんただ単に肌触りが悪く着心地が悪いというだけかもしれませんし，ほかに理由があるのかもしれません。オムツ外しをするのにはそれなりの理由があると思います。

　まずは，その理由を探り，個々に合わせた対応をすることで，その行為を軽減していきたいと思います。

[解　説]

オムツ交換をしないでいると

　排泄しているのにオムツ交換がなされていなければどうでしょうか。

　気持ちが悪くそれを自分で取り除こうとしませんか。排便をした後に何か異物があるような感じで，肌にくっついていて気持ち悪く，それを取り除こう，自分で後始末しようとして手で触っているのかもしれません。本人なりの理由があるのです。

　このことから考えると大切なことは，頻回にオムツ交換をすることだと思います。長時間ほっておくと便がこびりついてしまい，皮膚のかぶれから痛みが生じ，それが原因でオムツ外しにつながっていることも考えられます。パット

使用時は汚染したパットを長時間そのままにしないことです。

オムツを外す理由

　日中はレクリエーション，手作業，体操，その他本人が何かに夢中になり，オムツに意識を集中させないようにすることもひとつの方法と言えます。

　認知症の方にもプライドがあり，オムツは使いたくないと思っている人もいますので，オムツ外しをする場合も考えられます。

　利用者個々の排泄状態を把握することで，利用者に合わせた回数，時間で排泄の確認をすると，汚染状態の時間が短くなり，オムツ外しも軽減，あるいはなくなるかもしれません。

　オムツを使用されてる方でも，可能なら日中はトイレ誘導し，オムツは夜間のみの使用とするなど，検討が必要かと思います。

　清潔に保つことは，気持ちのよさに加え，褥瘡予防など皮膚のトラブル予防，感染予防にもなります。

　ただ単に「オムツ外しをして困る」ではなく「なぜ？」「どうして？」と，その行為の理由を知る，そしてその理由に基づいて対応していくことが大切です。

Q47 家族とのコミュニケーションで注意することは？

Ａ　家族にとって「ここに入所できてよかった」「職員さんに任せていたら安心」と，思っていただけるためにも，職員とのコミュニケーションは欠かせません。

　「施設でどのように生活しているのか」「認知症は進んでいないのか」など，不安に思っている家族もいらっしゃいます。

　施設に家族が面会に来られたときに，利用者の日常生活の様子をお話しし，家族の思いに耳を傾けるなどの心配りをすることによって，家族とのコミュニケーションがスムーズにとれるようになると思われます。

［解　説］

施設での生活

　身内が認知症になり，家族と離れて施設で過ごすようになるのは，家族にとって寂しいことです。

　家族は，大事な親や兄弟を預け，寂しい思いをされていたり，家でみてあげられない申し訳ないという気持ちを持たれている方もいらっしゃいます。一緒に生活したいのに家族ケアができない状況にあり，やむなく入所している方もいます。入所にあたって個々の事情に違いがあります。

　「施設で楽しく元気で過ごしてもらいたい」のは，どの家族にも共通した気持ちだと思います。家族が来られたときに，食事，睡眠，日中の過ごし方……等々，利用者の日ごろの様子を伝えることで，家族は「楽しく過ごせている」「よく面倒を見てもらってる」などと，安心感を得られます。

職員の声かけ

　だからこそ職員の一語一句がコミュニケーションにつながると言えます。

　家族自身が感じている何か不安なことや，体調面で気がかりなことはないか，声をかけたり，気遣ったりすることは，家族との信頼関係を図るために必要です。

　家族の気持ちを汲み取り，状況に合わせて対応するなど，常に家族とのコミュニケーションを図ることが大切と言えます。

12 緊急時の対応

Q48 日中に介護職員から報告を受けたときの対応は？

A 報告を受けたら，ただちに利用者のもとに行き，状態の把握を行います。状態によっては主治医に指示を仰ぎ対応をしますが，看護師の判断でよい場合は，介護職員の協力を得て対応します。

生命にかかわり，救急搬送が必要と判断したときは，まず主治医に報告，指示のもと119番に連絡します。ただし，一刻を争うと判断した場合は，先に119番へ連絡し，その旨を主治医に報告します。同時に家族にも連絡します。

［解 説］

まずは状況確認

バイタル値および利用者の状態把握により，利用者の変化に応じて看護師の判断のもとで行動します。

例えば，酸素飽和度の低下で酸素吸入が必要と思われる場合は即時に開始します。本来ならば主治医の指示のもと開始しますが，あまりにも急な酸素飽和度低下が見られたり，意識レベル低下が見られたりする場合は，事後報告の場合もあるかと思います。

日ごろから「緊急時の対応」について施設のマニュアルに沿った対応ができるように，内容を理解したうえで，介護職員ともに行動ができるようにしておきます。

看護師が慌てると介護職員は不安になります。的確な判断と，介護職員に対する適切な指示を出す能力が要求されます。

まずは，状況を確認し，何を優先すべきかを見極め，行動できることが大切です。

Q49 夜間の介護職員に対して備えておくことは？

(A) 日中は看護師が在中していても，夜間帯は看護師に代わって介護職員が利用者の観察，状態把握を委ねている施設が多く，そのため，利用者が良くなるのも悪くなるのも介護職員の力量にかかってきます。

状態の変化がある場合は看護師に報告し，指示を仰ぐというのが一般的なようですが，ケースによっての違いはあり，介護職員の判断力が重要になります。何を優先すべきかという取り決めは必要です。

［解　説］

取り決めやシステムを構築しておく

急変時や緊急性がある場合はパニックになりがちですが，落ち着いて対応できるように日ごろから蘇生方法も含めて介護職員には研修を行っておくことが大切です。

取り決めておくべきことは，救急車の呼び方，連絡先の優先順位，応急処置，書き留めておくべきメモの内容(そのときの状態，状況，経過などを時系列に記録)などです。

また，看護師は日中の利用者の状態で気になることがあれば，事前にそのことを夜勤者へ伝えておくことで，要観察者を気にかけておくことができます。もちろん，日中変わりなかった利用者が急変することはありえますが，その場合には連絡を受けると看護師が指示または来設するというシステムを作っておけば介護職員の気持ちは軽くなります。

最近は介護職員の技能，知識等がレベルアップしており，介護職員が直接主治医へ報告し，対応する傾向にあります。そのとき医療面がかかわっていれば，主治医からの指示を看護師へ連絡する，または介護職員が看護師に連絡するというシステムが構築されているようです。

Q50 夜間のオンコールに対して備えておくことは？

(A) 夜間帯の看護師不在の施設が多く，介護職員に委ねられているところが多いと思います。

夜間帯に看護師がいる老人保健施設のようなところ，あるいは義務化はされてなくても宿直，当直制を導入しているような施設では，夜間の対応もスムーズにいくと思いますが，夜間帯に看護師不在のところは「オンコール」体制をとっているところが多いと思います。

　その場合は「オンコール」により，そのつど看護師が夜勤者（介護職員）に指示をする，または必要に応じて施設へ出向くということになります。

［解　説］

介護職員の思い

　介護職員にとって夜間帯は「何もなければいいけれど」と，不安な気持ちで仕事をしている人は多いでしょう。

　連絡を受けた看護師は適切な判断のもと，介護職員に指示をすることが求められます。報告を受けた看護師が自分の判断だけでは決められない場合は，主治医の指示を仰ぎ，夜勤者へ伝えることになります。

　何かあったときは，介護職員がパニックにならないように，看護師は適切な声かけ，対応が必要です。

看護師の役割

　では，「オンコール」に対しての看護師の気持ちはどうでしょうか。

　利用者全員の把握はできているのでオンコールに対して特に負担を感じないという人もいるでしょうし，逆に家にいても，いつ電話があるのかわからないので落ち着かないと，精神的に負担を感じているという人もいるでしょう。オンコールに対して自信がないと不安な気持ちの人もいるかもしれません。

　思いはさまざまでしょうが，ストレスを感じている場合は，自分なりにストレス解消法を見つけ，自分自身の健康管理をしておかないと，力を発揮できず仕事に影響してくることもあります。

　平常時から利用者個々で起こりうることを頭の中でシミュレーションして，それに対しての適切な対応をイメージする習慣を持っておけば，実際の緊急時に迷うことなく迅速で適切な判断や対応ができるようになりうると思います。

　看護師として施設で働くということは本当に大きな役割を担っています。特に看護師がいない夜間帯は介護職員にとって頼られる存在です。そういう意味では看護師の力量が求められます。

13 感染症対策

Q 51 ## インフルエンザの予防と発生時の対応は？

A 施設の構造によって利用者の居室の配置に違いがあります。個室の場合は各自で感染への対応が可能です。多床室の場合はほかの利用者の感染を防ぐことが重要です。

予防や発生時の対応については，各々の施設でマニュアル化されていると思いますので，それを職員が周知し，確実に守られることが大切です。

予防のために職員のマスク着用の義務づけを10～11月ごろから行い，家族など外からの来訪者の方々にも手指消毒やマスク着用を義務づけ，インフルエンザ罹患者が発見された場合には，まずその利用者を隔離するなどの対応が必要です。

「うつらない，うつさない」を念頭に全員が協力しあって施設全体の蔓延を防ぐ努力が必要です。

［解　説］

多床室での対応のポイント

多床室の罹患者が発生した場合の留意点をまとめました。

▶職員
- ・発生した室内はガウンテクニックを行い，ガウン着用
- ・個々，手持ちしているアルコール消毒携帯スプレーは必ず身につけ，こまめに手指消毒
- ・手袋(必要時)，マスクの着用，うがい，手洗いの励行(出勤時のうがい，手洗い)
- ・清潔，不潔の再確認
- ・発熱したり体調変化がしたりする場合は無理せず申し出る。必要時は受診，発熱時は仕事を休んで様子を見る

▶利用者
- ・多床室の利用者が罹患した場合は個室に移し隔離する

・2人，3人と罹患者が増えてきたら医師の指示のもと，他利用者の集合を避け，食事は各自室とし，インフルエンザが蔓延しないように隔離する（医師の判断のもと，指示があれば実施）
・バイタルチェックおよび全員の状態観察を十分に行うことで，状態の変化の早期発見につなげる

▶消毒，その他
・室内，ベッド，椅子，車椅子，手すり等のアルコール消毒実施
・床，廊下は次亜塩素酸ナトリウム消毒液で掃除
・室内の換気（1～2時間ごと）
・加湿器を各部屋へ設置，加湿器がない場合は，室内の乾燥を防ぎ湿度を保つため，水を入れたバケツを各部屋の利用者の手が届かない所へ置く，濡れたタオルを室内に干すなど
・部屋の入口に設置している速乾性アルコール消毒液で出入りの際は必ず手指消毒をする

▶家族
・利用者がインフルエンザに罹患した時点で家族へ報告
・施設で主治医と相談のうえ，面会制限や面会謝絶を決定したときは，全家族へ期間などその旨を文書にて郵送で知らせる
・家族から利用者へのことづけ物等は事務所（受付）で対応
・状態の説明が必要なときは随時看護師が対応
　以上は一例に過ぎませんが，各々の施設で蔓延しないように予防，発生時のマニュアルを全員がしっかりと自覚することだと思います。

Q52　ノロウイルスへの予防と発生時の対応は？

Ⓐ　施設は高齢者が集団で生活している場所です。抵抗力が弱い人たちが多く，感染しやすい状況と言えます。

　そのため，感染源，感染経路を知っておくことで，感染源を遮断することができます。例えば，感染源には嘔吐物，尿，便，分泌物等が考えられ，手洗い，うがい，室内など環境の掃除，室温，湿度の調整，そして手袋の着用，マスク，エプロン等の着用での対応で，感染防止につなげることができます。

　ノロウイルスに感染すると嘔吐，吐き気，下痢，腹痛等の症状がありますが，

特に噴射するような激しい嘔吐，水様便が特徴です。感染力が強く，嘔吐物，糞便の処理には十分な注意が必要です。入所者が発生した場合は，個室で対応するなど，状態を観察し，他利用者，職員等に感染しないような対応が必要です。

［解　説］

入所者への対応

　集団感染を起こさないために「感染症に対するマニュアル」はほとんどの施設で作成されていると思います。職員がそのマニュアルに沿って対応をすることで感染を防ぐ，または最小限にとどめることができます。
　まず，入所者の対応を挙げておきます。
・個室に移します。個室がない，または不足している場合は，同じ症状の利用者を一つの部屋に集めて対応します。
・突然嘔吐した場合，その近くにいた人や，嘔吐物に触れた可能性のある人は潜伏期48時間の経過を見ます。
・食事については嘔吐等の状態を見て判断します。
・下痢，嘔吐が続くと脱水を起こしやすいので，少し症状が落ち着いてから少量ずつ水分補給をしていきます。どうしても経口摂取が無理な場合は，点滴などが必要となるので，主治医へ報告すると同時に指示を得たうえで協力病院などでの受診が必要です。
・嘔吐物を気道に詰まらせて窒息する場合があるので，気道確保を行うなどの注意が必要です。
・すぐ吸引できる体制を整えておきます。

嘔吐物，排泄物の処理

　嘔吐物，排泄物の処理についてまとめておきます。
・必要物品は，マスク，使い捨て手袋，エプロン，ビニール袋，新聞紙またはペーパータオル，次亜塩素酸ナトリウム液(0.1％)となります。
・手袋，マスク，エプロンを着用します。
・嘔吐物はペーパータオル，新聞紙等で外側から中央へ集めるようにして拭き取り，ビニール袋へ入れて漏れないようにします。
・ペーパータオルを汚染した部分へ置き，次亜塩素酸ナトリウム液をかけ，少

し時間を置いたあと，汚染部分を拭きます。その後，水拭きをします。

・使用したペーパータオル，布，手袋はビニール袋へ入れます。

・ここで新しい手袋に交換して着用します。

・利用者の衣類に嘔吐物がかかっていたら，衣類は別のビニール袋へ入れます。

・排泄物の場合，オムツを外したらすぐにビニール袋へ入れます。水様便など漏れやすい場合は，二重にしておいたほうが安全です。

・トイレの場合は，便座や周囲箇所も十分に消毒し，換気を十分に行います。

・手洗い，洗面所など使用したところも十分に洗って消毒をします。

・処理が確実に終わったら手袋，マスク，エプロンをビニール袋へ入れて，石鹸と流水で十分手洗いを行います。また，うがいも行います。

平常時の感染症対策

　ノロウイルスは，感染者の症状が消失しても1週間から10日間，長い場合は1か月も便からウイルスの排出が続くと言われています。また，人の手を介して二次感染にもなります。

　ノロウイルス発生時は，職員一丸となって，手洗いの励行など，各施設のマニュアルに沿って対応をしっかりと行い，集団感染とならないように注意が必要です。

　ふだんからの清掃についても，床，手すり，ドアノブ，テーブル，椅子等を消毒液で拭き，室内やフロアの換気を行い，新鮮な空気を取り込むなど，施設全体の感染防止に対する意識を深めることが大切です。また，「一介助一手洗い」を念頭に，手持ちの消毒液は常にポケットへ入れておくことも必要です。

　施設は外部からの訪問者(面会者)も多く，感染した人が施設内にウイルスを持ち込む場合や，職員の家族が罹患していて職員自身が感染していることを知らないで感染源を持ち込む場合や，新しく入所される利用者が感染していて入所後に発熱等の体調不良から発覚した場合などがあり，施設の利用者へ感染したという例もあります。入所時には本人の健康状態，家族の発熱者等，感染症と疑われる方はいないかの確認も必要です。

　以上，これらは他の感染症にも当てはまることです。看護師，介護職員は毎日のバイタルチェックとともに，嘔吐，下痢，腹痛等の有無，状態の観察を十分に行い，些細なことも見逃さないようにすることが異常の早期発見へつながります。

Q53 新型コロナウイルス予防のポイントは？

A　新型コロナウイルスについては「施設に持ち込まない」「利用者，職員の健康管理」「施設内の環境整備」といった内容で各々の施設がマニュアルを作成していると思います。職員全員の意識を高めマニュアルに沿った行動をとることです。

［解　説］

持ち込まない

「施設に持ち込まない」については以下の対応が考えられます。
・出勤時発熱している場合は，上司に報告し休む。状態によっては受診する。
・出勤時，入り口で，手指消毒，体温測定，うがいを行い，マスクの着用を徹底する。
・体温測定は，出勤時とできれば午後からの2回行い，体調不良時は上司に申し出る。
・状況によっては外部からの面会を禁止とする。

健康管理

「利用者，職員の健康管理」については以下の対応が考えられます。
・利用者のバイタルチェックを毎日行う。
・食事量，水分量をチェックし，体調を確認する。
・面会禁止などによる利用者の精神的苦痛（気分の落ち込み等）を考慮し，職員のコミュニケーションを深め，レクリエーションなどで気分転換を図ることによりストレス解消につなげ，健康維持に努める。
・電話での会話やタブレットの利用等により，家族との交流の仕方を工夫する。
・休憩時，食事時など職員は三密を避ける。プライベートにおいても不要不急の外出を避け，できるだけ人混みを避けるなど，自己管理に努める。
・手洗いを励行する。
・利用者にマスク使用を促す。

環境整備

「施設内の環境整備」については以下の対応が考えられます。

・換気を十分に行い，空気清浄機を使用する。

・施設内の清掃とこまめな消毒を行う。テーブル，椅子，車椅子，エレベーターのボタンなど，手が触れるものは頻回に消毒する。床の消毒も行う。

・対面パネルの使用する，座席の間隔を空けるなど，他者との距離を置く。

感染防止マニュアル

新型コロナウイルスはまだまだ感染者の増加傾向にあります。ワクチン接種などで対応がなされていますが，自分が知らない間に感染することも多いなか，各自が少しでも注意することです。

それぞれの施設ではマニュアルを作成されていると思います。マニュアルに沿っての対応が大事です。

職員に感染が確認された場合の濃厚接触者への対応について，厚生労働省が示した対応の一部を紹介します（令和4年3月16日適応）。

①濃厚接触者の特定に関する変更点

これまでは事業所などで感染者が発生した場合，それぞれの事業所で，濃厚接触者の調査・特定，濃厚接触者への自宅待機の要請，健康管理の実施を行っていましたが，今後事業所で感染者が発生した場合濃厚接触者の特定は行わないと変更がありました。

ただし，以下の場合にあっては，引き続き濃厚接触者の特定を行います。

・同一世帯で感染者が発生した場合。この場合は，すべての同居家族は自動的に濃厚接触者として特定されます。保健所からの連絡はありません。

・医療機関，高齢者，障害児者施設で感染が発生した場合。

・その他，地域の感染状況により，保健所が積極的疫学調査の必要性があると判断した場合であって，濃厚接触者を特定した場合。

②濃厚接触者の待機期間の変更点

4日目および5日目の抗原定性検査キットを用いた検査で陰性と確認した場合，5日目から待機期間が解除可能となりました。

③施設内で利用者などクラスターが発生した場合

・保健所に報告し，指示を仰ぎます（入院または施設内の療養など）。

・施設内をゾーニングし，3つに区分することで感染防止に努めます。

【レッドゾーン】保健所指示のもと感染者を個室に隔離する。個室での対応が困難な場合は多床室で感染者を集めて感染リスクゾーンとする。

【イエローゾーン】フロアや廊下など，ガウンを脱ぐ，マスク，手袋を破棄するゾーン。

【グリーンゾーン】休憩室や事務所など非汚染エリア。必要に応じて清潔なガウン，清潔なマスク，必要時フェイスシールド，清潔な手袋を着用する。

・手指消毒，使い捨て手袋，ガウン，キャップ，フェイスシールド，マスクを使用し感染を広げない，かつ自分自身感染しないということが大切です。

新型コロナウイルス感染防止のための問診票

☆お願い　ご面会される方は，事前にご記入のうえ特養事務所までお持ちください。

令和　　年　　月　　日

スタッフ記入欄
体温　（　　　　　度）

ご利用者氏名

ご面会者氏名

①	2週間以内に3密（密閉・密集・密接），または疑わしい場所を訪れた	はい　いいえ
②	新型コロナウイルス感染者，またはその疑いがある者との接触がある	はい　いいえ
③	同居人または職場に，自宅隔離を要請されている人がいる	はい　いいえ
④	同居人または職場に，発熱・喉の痛み・咳・倦怠感・下痢等の 体調不良を訴える人がいる	はい　いいえ
⑤	2週間以内に海外への渡航歴がある	はい　いいえ
⑥	2週間以内に県外へ行った（　　　県）	はい　いいえ
⑦	該当する症状があれば　☑　してください	

- □　発熱(37.5度以上)　　　　　□　咳
- □　倦怠感　　　　　　　　　　□　喉の痛み
- □　食物の味がしない　　　　　□　においを感じない

＊ご面会の際は，手指消毒，マスク着用をお願いします。
＊いずれかに「はい」または　☑　がある場合，面会をお断りすることもございます。
　予めご了承ください。

特別養護老人ホーム○○○○

Q 54 尿路感染予防のポイントは?

A 尿路感染は,腎臓から尿道までの尿路に起こる感染の総称で,腎盂腎炎,膀胱炎,尿道炎などがあります。

外尿道口から細菌が入り込んで発症することが多く,その原因を知ることで尿路感染を防ぐことになります。

[解 説]

原因

原因として考えられることは,

・尿意の我慢

・バルンカテーテルを留置し,オムツを使用していて,便がカテーテルに付着したり,カテーテル挿入部が不潔になったりしている状態

・尿道口,膣,肛門の位置が近く細菌感染しやすい女性の場合

・水分量の減少

などがあります。

予防

また,予防としては,

・排尿後の陰部洗浄を確実に行い,常に清潔に保つ。また,排便後の肛門部を清潔にし,便通を整える。

・トイレを我慢しない。

・排泄物が付着したオムツはこまめに交換する。

・尿漏れなど汚染したパットを長時間そのままにせず,こまめにパットを交換する。

・水分補給を十分にする。

・バルンカテーテル留置を長期している場合は,尿の性状の観察を行い,急に尿の混濁などで汚くなってないか,浮遊物が多く詰まりやすくなってないかなど,異常の早期発見につなげる(1か月留置で100%細菌が繁殖すると言われ,細菌が侵入する可能性が高いと言われている)。

・体力を維持し,免疫力の低下を防ぐ。

・適度な運動をする。

などが考えられます。

　ふつう多少の細菌は排尿時に尿と一緒に排出されると言われていますが，残尿があったり，排尿量が少なければ細菌は体内に残ることになります。尿路感染予防には，水分を十分に摂取することがとても重要です。

ⓠ55 食中毒予防のポイントは？

Ⓐ 食中毒は1年を通して発生します。原因になる細菌やウイルスが食べ物に付着し，体内に侵入して食中毒を発生します。

　そのため，まず食事前の手洗いが必要です。職員はもちろんのこと，利用者の手洗いを確実に行います。手にはさまざまな雑菌が付着しています。手の雑菌が食べ物に付着するのを予防するために手洗いは欠かせません。

［解　説］

手の洗い方

　施設での食事は，厨房で調理するか，外部に発注するかに分かれていると思いますが，いずれにしても，調理者が調理場にウイルスを持ち込まない，感染した調理者は調理場に入らないことです。

　手に付着した細菌やウイルスは水で洗うだけでは取り除くことはできません。指間，爪，手首まで石鹸でしっかり洗います。図で表した「正しい手の洗い方」が各施設には貼られていると思います。そこには30秒間は洗うと記されています。

　食事のとき，職員は必ず食事用のエプロンを身に着け介助にあたります。

食品管理

　受診などで食事時間に間に合わない場合は，食事をトレイに載せたまま放置せず，冷蔵庫に保管するか，厨房に伝えて帰設後に出してもらうなどの配慮が必要です。そのままにしていると，室温や湿度によっては細菌が繁殖することがあります。

　家族による生ものや食べ物の持ち込みも季節によっては傷みやすいものがあ

ります。家族への呼びかけ，協力も必要です。

　冷蔵庫の中身をチェック，整理することで，食中毒の予防につなげます。そして冷蔵庫の中は最低1週間に1度はアルコール消毒するなど，常に清潔に保つようにします。

　最近は使い捨てのおしぼりを使用しているところも増えていますが，利用者が使っている，エプロン，コップおしぼりも毎日消毒が必要です。

　細菌，ウイルスなどを手に付けない，持ち込まないことを職員全員が認識することが大切です。

Q56 肺炎予防のポイントは？

　A 肺炎の原因となる細菌やウイルスが体内に入り込まないようにすることが大切です。

　予防には，マスク着用，手洗い，うがいが効果的です。

　また，歯磨きなどによって口腔内の清潔を保つことで誤嚥を防ぎ，免疫力を高めることで，病気の悪化を防ぐことになります。

　食事をしっかりととり，睡眠時間を十分にとって，規則正しく生活することで健康な状態を維持していきます。

［解　説］

誤嚥に注意

　利用者が突然熱発し，診察の結果「誤嚥性肺炎」と言われることがよくあります。

　食べ物が気管に入っても「むせる」という症状がないため誤嚥に気づかないことがあります。誤嚥の際に口の中の細菌などが一緒に気管に入り誤嚥性肺炎を引き起こすことになります。高齢になると唾液の分泌も減少するため，唾液の働きである自浄作用も弱まっています。

　夜，寝てるときに唾液が少しずつ気管に流れ込むことがあるとも言われています。唾液に細菌が含まれていると，肺炎の原因にもなります。

　そのため，口腔ケアは重要で，口の中の清潔を保つことが肺炎防止につながります。

14 看取り

Q57 看護師の役割は？

A 「看護師＝医療」という概念が強いなか、「利用者本人の思い（価値観，人生観）に添った生活の場」である施設での看取りにおいて，病状や疾患に視点を置くのが看護だと思います。

「看取り」の時期には，疾患そのものからの増悪や，レベル低下，機能低下などによりさまざまな症状が出現します。そうしたことに気がつかない介護職員も多いので，看護師の視点から，死期が近まるときの症状などを介護職員に説明し，認識してもらうようにします。

医療的治療，技術ではなく，利用者の苦痛を除去し，安楽に過ごしていただくために介護職員ともども一丸になって援助していくのが看護師の役割と言えます。

［解　説］

寄り添いの心

看取りで大切なことは「心から利用者に寄り添う心，傾聴，共感の気持ち」だと思います。

特に施設においては「医療的処置はせず，苦痛なく，ゆっくりと過ごさせてほしい」と言われる家族の方も多く，その意向を汲むことが大切です。

そのため，看護師は状態の把握はもちろんのこと，介護職員と情報共有をして，主治医との連携，家族との連携，そして利用者を含めてのお互いの信頼関係のもとに，一日一日を安楽に過ごしていただけるように支援していくことです。

A 「看取り」に対して経験が少ない介護職員は終末期ケアをどのようにしていけばよいのか，戸惑いがあります。

そこで，日常の利用者とのかかわり方や，観察の仕方など，具体的に看護師が指導，助言し，介護職員の不安を少しでも軽減してあげることが必要です。

変化が見られるときはすぐに対応するというシステムを作っておくことで，お互いの連携がスムーズにとれます。

［解　説］

終末期に見られる症状

「看取り」の時期にはさまざまな症状が出現します。死期が迫るときの症状などを介護職員にも知ってもらう必要があります。

例えば「意識の減退や四肢冷感（下肢末端部のチアノーゼ）」「呼吸の変化（無呼吸の出現や下顎呼吸など）」「のどの筋肉が弛緩し気管に唾液や痰などがたまりゴロゴロと呼吸音が大きくなる死前喘鳴」などの症状の出現や変化等について助言しておくことで，介護職員の不安は軽減し，看護師との連携も取れやすくなります。

看取り時の利用者の変化に関して，介護職員が知識として知っておいてほしいこと

（病態の変化）
- 食事量の低下，嚥下困難
- 尿量の減少
- 発熱
- 血圧の低下
- 橈骨動脈の触知微弱，不可
- 呼吸の変化…無呼吸，努力呼吸，チェーンストークス呼吸，下顎呼吸
- 酸素飽和度低下
- 意識レベルの低下（声かけ反応低下，視覚刺激反応低下など）
- 四肢冷感，末梢チアノーゼ
- 死前喘鳴

他にも死が近づいたときの身体症状はいろいろあります。
状態観察を密に行い，利用者の変化を察知し，苦痛の除去に努めることが大切です。

利用者が静かな環境で穏やかに最期を迎えられるまでの時間，看護師や介護職員は頻回に訪室し，利用者への声かけ，口腔ケア，清拭，オムツ交換，体位変換などのケアを一緒に行っていきます。

しかし，介護職員の人数が多いことや，夜間帯は介護職員しかいない場合を考えると介護職員がかかわる頻度は多くなります。状態の変化など見られた場合は看護師に報告してもらい，また，看護師も気づき等を介護職員に伝えます。

このように，状態の変化，気づきなど，お互いに情報を共有することで，利用者にとって安心，安楽な時間の提供ができます。介護職員との連携は欠かせません。

Q59 家族とのかかわりは？

A 親，身内が亡くなるという気持ちは耐えがたいことです。「看取り」つまり最期を迎えるまでの間，家族といかにかかわっていくか，看護師にとって大きな課題と言えます。

たとえふだんあまり面会にも来られなかった家族も，いざ，看取り時期になると施設に来られるようになることも多くなります。家族との絆はそれだけ深いものです。

看護師は家族の話し相手になり，「家族が何を望まれているか」「どうしたいのか」を傾聴し，知ることができます。そして可能な限り，どのような小さなことでも，その望みをかなえてあげることだと思います。

家族の気持ちを思いやる心を持ち，主治医との橋渡し，現状の説明，家族から利用者に関する情報提供を受けること，亡くなられた場合の対応，亡くなられた後の家族に対してのフォロー等々，現場の看護業務やケア以外にも多くのかかわりが看護師にはあります。

そのためにも家族との意思疎通を図り，お互いの信頼関係を築くことは欠かせません。

［解　説］

本人や家族の意向に添う

まず入所時に，この施設での看取りを希望されるか「看取りに対しての意向」の確認をしておくことは，その後の参考になります。

もちろん変更は可能ですし，家族にも葛藤があると思います。認知症で本人の意向がわからず，家族が代弁者となられることも少なくないからです。

実際に看取り期になったとき，家族の気持ちに添うのはもちろんのことです。

　例えば，「桃のジュースが好きだから一口でも飲ませたい」と希望されれば，「今の状態では口から飲むのは無理です」ではなく，ゼリー状にしてみるとか，それでも無理な場合は唇にそっとつけてあげるなど，形だけに終わっても家族の気持ちを汲み取り，意に添ってあげることが大切です。

　また，家族はベッドサイドで利用者の若いころの話など，昔の話をされることがあります。そのようなときは話の聞き役になり，一緒に懐かしむ，そしてねぎらいの言葉をかける，そんな心遣い，配慮が必要です。

　家族との信頼関係があればこそ，家族にとって悔いのない時間を過ごしていただけることにもなります。

施設で最期を迎える

　以前，看取りのときは，施設ではなく病院に移してほしいと希望された家族がいらっしゃいました。入院に備えて荷物の整理をしていたところ，「自分の状態が悪くなってもこの施設で最期を迎えたいので病院にはやらないでほしい」と，本人が書かれたものが見つかりました。書かれた日付は入所されてからのものでした。

　それを読まれた家族は施設での看取りを希望されました。

　また，別の事例ですが，「今あまり良い状態ではないので今後の対応はどのようにしようとお考えでしょうか」と，県外に住む娘さんにお尋ねしたところ，「以前母からもらった手紙に，今いる施設で最期を迎えさせてほしいと書いてあったので，施設での看取りをお願いします」と，言われたこともありました。

　このように本人の意思が明確にわかるものがあれば家族の気持ちも軽くなられることでしょう。

　家族の気持ちは個々さまざまで，複雑な心境だと思います。

　看護師，介護職員，関連職員はそれぞれの立場から家族を思いやる気持ちを持ち，精神的，身体的負担の軽減にも努める必要があります。

Q 60 主治医との連携は？

A 利用者の状態は徐々に変化していくなかで,「看取り」の時期などについても, 日ごろから看護師と主治医が連携をとることで, 物事がスムーズに進みます。

「看取り」に関しては, 主治医, 看護師, 介護職員, 生活相談員, ケアマネジャー, 栄養士等が現状を検討します。そこで主治医が「回復の見込みがない」と判断した場合は, 主治医から家族へ説明をしてもらいます。

［解　説］

主治医の役割

主治医が家族へ説明をするときは, 看護師や他の関連職員も同席し, 家族の意見を聞き「看取り」に対しての意志の確認を行います。看取りに入ると看護師は主治医へ状態報告を頻回に行い, 密に連携を取るようにします。

家族の方が利用者に苦しい思いをさせたくないので「蘇生処置はしない」という場合は, 心臓マッサージ（胸骨圧迫）は行わずに, 静かに見守ることになりますが, あくまでも主治医, 家族の意向に添うようにします。

そして,「呼吸停止」「心肺停止」「瞳孔拡大, 対光反射の消失」等の兆候に基づき, 主治医から死亡確認がなされます。

主治医と看護師の意志疎通が図られていることはもちろんのこと, 家族と主治医の関係のもとに「看取り」は成り立ちます。そのため, 主治医から家族へ「看取りに対しての説明」を十分にしていただき, 家族の同意を確実に得られていることが大切です。

Q 61 看取り時に必要な様式は？

A 看取りに際して, 最低でも以下の書類は必要と思われます。

・看取りについての本人, 家族の事前確認用紙
・看取りに至るまでの検討会議録（職員間）
・終末期（看取り）に対して主治医から家族に対しての説明および家族の同意書

・看取り介護計画書
・毎日の記録用紙
・看取り経過中のカンファレンス記録用紙
・死亡後の振り返り会議録

［解　説］

看取りの流れ

　入所時に「看取り」についての本人や家族の意向を確認しておくと，いざというときに看護師，介護職員は参考になります。もちろん，入所後や状態悪化時に家族の意向が変われば，その意向に添った対応となります。

　状態変化により看取りが近いのではないかという時期に，看護師，介護職員，生活相談員，ケアマネジャー等の関連職員が検討会を開催し，それを記録に残し，主治医へその旨を伝えます。そして再度，看取りの時期等について主治医を交えて検討会を行います。

　その結果，「看取り」の時期と判断されると主治医から家族へ説明があり，家族の同意書をもらうことになります。

　家族への説明時には，主治医，看護師，介護職員，生活相談員，ケアマネジャー，栄養士等が同席します。また，そのときに看護師が家族に対して「看取り介護計画書」の内容説明を行い，同意の場合は署名および押印をいただきます。「看取り介護計画書」は事前に作成し，説明時には家族の意向を聞きながら付け加えていきます。

　記録用紙については，看護師，介護職員が共有して記載していきます。そして，看取りの日々のなかで，ケア等の支援は今のままで適切か，さらなる改善はないか，計画書に沿った支援となっているのか等，看護師，介護職員，他の関連職員と振り返り話し合いを重ねていきます。

　死亡時には主治医に死亡診断書を作成してもらい家族へ渡します。その後，死亡されるまでの職員のかかわり等について，振り返りの会議を実施します。

　また，家族が落ち着かれたころ，電話をするなどして家族の心身状況をうかがったり，故人を偲んでの思い出話をしたり，遺族の様子をうかがうなどの配慮も必要かと思われます。

看取りの流れ

看護師，介護職員，ケアマネ，生活相談員によるカンファレス

↓

主治医に相談

↓

主治医より家族へ説明

（家族の都合に合わせた日時を決める）
参加者・・・・家族，主治医，看護師，介護職員，ケアマネ，生活相談員

↓

家族の同意のもと

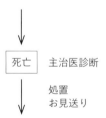

・看護，介護看取り計画書 ┐ サイン 押印
・同意書 ┘

↓

経過記録（看護師，介護職員）

経過をみて「看取り経過カンファレス」
（看護師，介護職員，ケアマネ，生活相談員）

↓

死亡　主治医診断

↓ 処置 お見送り

看取り振り返り（カンファレンス）
（看護師，介護職員，ケアマネ，生活相談員）

例

看取り以外の対処方法の意思確認書

　特別養護老人ホームは常勤する医師の配置が義務づけられておらず，嘱託医として入居者様の健康管理を行っています。

　状態の変化時には，嘱託医と看護師が連携を取り医師の指示のもと健康管理を行っています。

　特別養護老人ホーム○○○において，看取り以外で入居者様が発熱や何らかの変化が生じた場合，状態に適した対応を行っていますが，どのような対応を望まれるか下記2項目から選択していただき，ご家族様のご希望に添えるようにしていきたいと思います。

　なお，意思確認書はいつでも変更または撤回できるものとします。

□受診を優先し積極的な治療をしてほしい。

（受診の場合はご家族の協力を得る場合があります。）

□病院の受診はせず，主治医の指示のもと看護師が施設内で可能な対応をしてほしい。

令和　　年　　月　　日　　　利用者氏名_____印

家族氏名(続柄)_____（　　）印

終末期における医療等に関する意思確認書

私は，特別養護老人ホーム○○○おいて，恒常性(ホメオスタシス：正常維持能力)が破綻し，回復の見込みがないと医師が判断した場合，治療(対応)について次のとおり希望します。

なお，意思確認書はいつでも変更または撤回できるものとします。

医師から病状説明を受けた後の対応

①施設内にとどまっての対応

□希望する　　　　　　　　　□希望しない

①で希望すると選択された方は
施設内で対応可能な医療的，諸処置(主治医判断による諸処置)

□希望する　　　　　　　　　□希望しない

①で希望しないと選択された方

□救急搬送を希望する　　　□入院治療を希望する

令和　　年　　月　　日　　利用者氏名_____印_____

家族氏名(続柄)_____(　　　)印_____

例

心肺停止状態に対しての対応に関する意思確認書

　私は，特別養護老人ホーム○○○において，心肺停止状態の場合，対応や治療について次のとおり希望します。

　なお，意思確認書はいつでも変更または撤回できるものとします。

心肺停止状態に対して

　□心肺蘇生はしない

　□心肺蘇生をし，救急搬送する

　　令和　　　年　　　月　　　日　　　利用者氏名＿＿＿＿＿＿＿＿＿＿＿＿＿＿＿＿　印＿

　　　　　　　　　　　　　　　　　　　家族氏名（続柄）＿＿＿＿＿＿＿＿＿（　　　）印＿

看取りカンファレンス

氏名 ＿＿＿＿＿＿＿ 様　　　　　　　　　　　　　　　令和　　年　　月　　日

記　録
出席者

看取り介護同意書

　特別養護老人ホーム○○○○利用にあたり，入所者本人の状態が医学的知見に基づき回復の見込みがないという医師の診断と「特別養護老人ホーム○○○○看取り介護」の方針に基づく対応について入所者，家族に対して説明いたしました。

　　　施設　　　特別養護老人ホーム

　　　　　　　　施設長　　　　　　　　　　　　　　　　　　　㊞

　　　主治医　　　　　　　　　　　　　　　　　　　　　　　㊞

　特別養護老人ホーム○○○○利用にあたり，主治医より看取り時期についての説明を受け，「特別養護老人ホーム○○○○看取り介護」に対して同意いたします。

　　　入所者　　　住所

　　　　　　　　　氏名　　　　　　　　　　　　　　　　　　　㊞

　　　家族　　　　住所

　　　　　　　　　氏名　　　　　　　　　　　　　　　　　　　㊞

　　　　　　　　　（続柄：　　　　　　　　　　）

看取り介護計画書

氏名	様	生年月日	
計画作成者		作成年月日	

ご本人の意向	

ご家族の意向	

ケア項目	ニーズ・課題・状況	本人・ご家族の意向・要望	ケア内容
医療に関すること（処置等）			
食事について			
排泄について			
清潔に関して（入浴・清拭・口腔ケア等）			
環境整備			
精神的関わり			
その他			

上記のサービスについて説明を受け、内容に同意しました

年　　　月　　　日

説明者名 ＿＿＿＿＿＿＿＿＿ 印

利用者名 ＿＿＿＿＿＿＿＿＿ 印

御家族名 ＿＿＿＿＿＿＿＿＿ 印

（続柄）

看取り介護の経過・記録

様　　　月　　　日

時間	排泄	体位変換	口腔ケア	水分	食事	保清	記録（状態）	サイン
：								
：								
：								
：								
：								
：								
：								
：								
：								
：								
：								

ケアプラン	
医師・看護師より	
ご家族より	

熱型表

| 氏名 | | | | 様 | 要介護度 | | 生年月日 | | | 年　　月　　日　（　　歳） | | |

令和	年	月	／　（　）	／　（　）	／　（　）	／　（　）	／　（　）	／　（　）	／　（　）
呼吸	脈	体温							
30	110	40							
	100	39							
20	90	38							
	80	37							
10	70	36							
	60	35							
	50	34							
血圧(mmHg)									

令和	年	月	／　（　）	／　（　）	／　（　）	／　（　）	／　（　）	／　（　）	／　（　）
呼吸	脈	体温							
30	110	40							
	100	39							
20	90	38							
	80	37							
10	70	36							
	60	35							
	50	34							
血圧(mmHg)									

令和	年	月	／　（　）	／　（　）	／　（　）	／　（　）	／　（　）	／　（　）	／　（　）
呼吸	脈	体温							
30	110	40							
	100	39							
20	90	38							
	80	37							
10	70	36							
	60	35							
	50	34							
血圧(mmHg)									

看取り経過カンファレンス

令和　　　年　　　月　　　日

利用者氏名　　：	出席者
看取り開始日：　　　　年　　　　月　　　　日	
経過日数　　　：　　　　　　日	

【検討内容】

【今後の方針】

看取り振り返り

氏名　　　　　　　様　　　　　　　　　　　　　令和　　年　　月　　日

記　録
出席者

おわりに

　高齢社会の現代，福祉は特に需要が求められ，介護職員の不足は大きな課題です。また，施設看護師も不足がちのなか，施設で働く看護職だけでなく，介護職にも大きな負担がかかっている部分もあると思います。

　本書は，アンケートで得たデータの統計をまとめるのが目的ではなく，現場で抱えている問題点，課題を知り，その解決に少しでも役に立てればという思いで執筆したものです。

　アンケートには「介護職員の人員不足のため，日常生活の支援，援助よりも業務に追われ，ただ仕事をこなす日々」という感想や，「看護業務，介護業務をきっちりと分けるのではなく，日常生活におけるケアは一緒に行うべき」等の意見が見られました。

　施設での皆さんの役割は大きく，利用者の方の日常生活を守り，安心して毎日を過ごされる，そして家族の方にもこの施設に入所できてよかったと喜ばれる役割を担っています。

　精神的にも肉体的にも大変な仕事ですが，自身の健康管理にも留意し，ご活躍されることを願っています。

事項索引

帳票類索引

著者紹介

前川 静恵
まえかわ しずえ

1948年生まれ，看護師・介護支援専門員

社団法人是真会病院病棟師長，慈恵病院看護部長，長崎市医師会保健福祉センター，老人保健施設ハーモニーガーデン副施設長，有限会 Gracias かいごの花みずき施設長，株式会社パールの風代表取締役，社会福祉法人鳳彰會副理事長などを経て，現在社会福祉法人鳳彰會理事，特別養護老人ホームひこばえ施設長，ケアハウスひこばえの苑施設長。主な著書に，『訪問介護事業所サービス提供責任者仕事ハンドブック』中央法規出版2006，改訂版2009，三訂版2013，『デイサービス業務実践ハンドブック』中央法規出版2014，改訂版2015，など。

Q＆Aでわかる！　介護施設の看護実務

特養の実地指導・連携・ケア

2022年10月25日　発行

著　者　前川静恵
発行者　荘村明彦
発行所　中央法規出版株式会社
　　　　〒110-0016　東京都台東区台東3-29-1　中央法規ビル
　　　　TEL 03-6387-3196
　　　　https://www.chuohoki.co.jp/
印刷・製本　広研印刷株式会社
装　丁　mg-okada

ISBN978-4-8058-8775-2